노인을 위한 구강관리

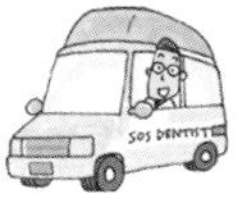

강부월 동남보건대학 치위생과

박정란 마산대학 치위생과

이형숙 대구보건대학 치위생과

황윤숙 한양여자대학 치위생과

군자출판사

노인을 위한 구강관리

첫째판 1쇄 인쇄 | 2008년 12월 20일
첫째판 1쇄 발행 | 2008년 12월 31일

일본방문치과협회
편 역 자 강부월, 박정란, 이형숙, 황윤숙
발 행 인 장주연
편집디자인 박여진
표지디자인 이지선
발 행 처 군자출판사
등 록 제 4-139호(1991. 6. 24)

본 사 (110-717) 서울특별시 종로구 인의동 112-1 동원회관 BD 3층
Tel. (02) 762-9194/5 Fax. (02) 764-0209
대 구 지 점 Tel. (053) 428-2748 Fax. (053) 428-2749
광 주 지 점 Tel. (062) 228-0252 Fax. (062) 228-0251
부 산 지 점 Tel. (051) 893-8989 Fax. (051) 893-8986

ISBN 978-89-6278-065-9

정가 20,000원

머리말

'치아가 없는 데도 구강관리가 필요할까?' '나이 들어 시작해도 늦지 않겠지?'

혹시 구강관리에 대해 이렇게 생각하고 있지는 않으십니까?

최근 들어 고령자의 구강관리가 주목을 끌고 있습니다. 특히 입 속의 세균이 폐로 잘못 들어가 일으키는 오연성 폐렴이 문제인데, 대부분의 고령자가 이로 인해 사망하는 것으로 알려졌기 때문입니다. 오연성 폐렴을 예방하기 위해서는 구강관리가 유효한 것으로 알려져 있습니다.

구강관리의 이득은 이뿐만이 아닙니다. 입 속을 청결히 하여 치아 관리와 치주병 치료를 하고 의치를 관리하여 먹는 기능과 말하는 기능을 유지하면 식욕을 증진시켜 체력도 향상시키고 다른 사람과 커뮤니케이션을 하는 데도 지장이 없게 됩니다. 또한 입 냄새나 부적합한 의치는 심미적으로나 정신적으로 영향을 미치게 됩니다. 이를 개선함으로써 적극성을 증가시키고 생활도 의욕적으로 하게 됩니다. 이는 자리보전하고 누워 있는 환자도 예외가 아닙니다. 이처럼 구강관리는 고령자의 삶의 질(Quality of Life) 향상을 위해 매우 중요합니다.

이 책에서는 매일 구강관리를 하는 방법을 비롯해 장애나 병을 가진 환자의 구강관리 포인트, 삼킴이나 말하는 기능을 유지하기 위한 구강운동훈련, 안전하고 맛있게 먹기 위한 식사 방법을 소개하고 있습니다. 가정에서 환자를 돌보는 사람뿐만 아니라 기타 협조자(간호사, 사회복지사, 요양보호사 등)들도 꼭 읽어봐야 할 내용들입니다.

인생을 마치는 그날까지 잘 먹고, 잘 말하고, 건강하게 보내기 위해 오늘부터 구강관리를 시작해보기 바랍니다.

역자 머리말

인간의 평균수명 연장은 노인인구의 증가를 초래하였다. 우리나라는 2000년에 65세 이상 노인의 인구가 전체 인구의 7.2%로 고령화 사회에 접어들었으며 2018년에는 14.9%로 고령사회, 2026년에는 20.6%로 초고령 사회에 접어들 것으로 예상되어 다른 나라에서는 그 유래를 찾아 볼 수 없을 정도로 매우 빠르게 65세 이상 노인인구 수가 증가되고 있다. 노인인구의 증가는 그간 각 가정의 책임으로 전가 되었던 노인의 요양과 부양의 문제가 사회가 공동으로 책임을 져야 하는 문제로 대두되게 되었으나 우리나라는 이러한 급격한 노인인구의 증가로 노인인구 증가 시 파생될 수 있는 여러 사회적 문제에 대한 준비가 미흡하였다.

국가도 이러한 문제점을 인식하고 이미 오래전부터 고령화가 진행된 사회의 여러 제도 등을 참고로 하여 고령화 사회에 대한 준비를 서두르게 되었고 그 결과 노인장기요양급여제도를 제정하고 2008년 7월부터 시행에 들어갔다.

일본은 일찍 개호보험을 실시하여 노인인구의 요양관리를 실시하였고 개호보험에서 우리가 참고로 할 수 있는 부분들이 있다.

이 편역서는 일본의 개호보험 요양관리 중 구강관리에 대한 부분을 다룬 서적으로 아직 노인인구 요양관리에 준비가 미흡한 우리가 유용하게 활용할 수 있는 참고 서적이라 할 수 있다.

저자들은 이 책을 번역하여 새로 엮으면서 몇 가지 부분에 중점을 두고자 하였다.

첫째, 이 책은 치과위생사 뿐만 아니라 노인들을 보호하는 간호사나

요양보호사, 간병인 그리고 가족들도 읽기 편하도록 가급적이면 용어를 쉽게 풀고자 하였다.

둘째, 책의 원저가 일본의 개호보험 제도에서의 구강관리부분으로 가능하면 원저의 의미를 살리는 범위에서 우리나라 의료와 구강관리 현장을 접목시키는 작업을 하고자 하였다.

셋째, 비전문가들의 활용을 고려하여 가능하면 그림과 표 등을 삽입하여 이해가 쉽도록 하였다.

노인장기요양보험제도는 치과계의 준비 없이 받아들여져 아직 다듬고 보완해야 할 부분이 많으며 그와 함께 제도를 수용하고 지원하는 인력의 양성도 시급한 문제이다. 다행히 (사)대한치과위생사협회의 노인 · 장애인위원회에서 그간 준비를 서둘러 인력 양성을 하고 있으나 마땅한 지침서가 없는 실정이다. 본 교재가 고령화 사회의 노인들의 구강관리에 종사할 인력들에게 유용하게 활용되기를 바라며 향후 꾸준히 개정작업을 하여 몇 년 뒤에는 우리나라 장기요양보험제도하에서의 구강관리에 적합한 책자를 발간할 것을 약속드리는 것으로 미흡한 책의 변명을 대신하고자 한다.

마지막으로 이 책의 출판을 도와주신 군자출판사 장주연 사장님과 김미영 선생님께 감사드린다.

2008년 12월

편저자 일동

목 차

제 1 장

고령자의 구강사정

건강의 기본은 구강관리에서 시작

'다 늙었는데 치아 치료나 구강관리를 받아서 뭐하나, 이제 늦었지', '의치 때문에 음식을 실컷 못먹어도 어쩔 수 없지', '입 속이 지저분하다고 죽지야 않겠지…' 혹시 이런 잘못된 생각을 하고 있지는 않습니까?
입은 우리가 생각하는 것 이상으로 다양한 기능을 하고 있습니다. 먹기, 말하기, 씹기를 비롯해 전신의 건강상태와 삶의 질(Quality of Life) 향상까지 활기찬 노년기를 보내기 위해 매우 중요한 기관입니다.

이제까지 가볍게 여겼던 고령자의 구강

Oral Cavity Care

구강관리는 식사나 배설 등 다양한 간병 활동 중 가장 나중으로 미뤄져 왔다.

방안 가득 냄새가 난다?

"얼마 전부터 음식을 잘 드시지 못하는데 와서 진찰 좀 해주시겠습니까?"

어느 가족의 의뢰를 받고 80대 노인인 A씨의 자택을 방문했다.

방안에는 배설물 냄새인지, 음식 냄새인지, 아니면 몸에서 나는 냄새인지 알 수 없는 복잡 다양한 냄새로 가득했다. 방 중앙에 놓여 있는 환자용 침대 위에는 뇌경색으로 오른쪽 반신이 마비된 A씨가 등을 세우고 앉아 있었다.

환자의 입 속을 보기 위해 입을 벌리게 했지만 쉽지 않았고 가까스로 입을 벌려 살펴보았더니, 한마디로 온갖 문제점을 가진 구강의 표본 같았다.

음식을 먹을 수 없는 입이 되어 있었다

제일 먼저 눈에 띈 것은 마비된 쪽의 볼 안쪽과 치아에 들러붙어 있는 각종 음식물이었다. 음식물 찌꺼기와 프라그 사이로는 치주병으로 인해 흔들거리는 치아가 여기저기 보였다.

지저분한 이물질을 모두 제거하자 치아우식증(충치)으로 인해 치관부가 녹아 버려 썩은 치아의 뿌리가 잇몸에 묻혀 있는 것이 보였다. 원래는 옅은 핑크색이어야 할 입천장과 볼 안쪽의 점막도 세균과 점막 상피가 뒤덮여 있어 입을 움직이는 것조차 불편할 정도로 가득했다.

A씨가 음식을 먹지 못하게 된 것은 씹어야 할 치아가 없어서가 아니었다. 혀나 볼 안쪽이 지저분한 것으로 가득해 음식물을 씹거나 삼키는 것 자체가 불가능했던 것이다.

최후의 블랙박스

사실 A씨 같은 경우는 드문 예가 아니다. 집에서 간호를 받는 고령자들의 대부분이 치과 치료를 해야 함에도 불구하고 실제로 진찰을 받는 경우는 별로 없다.

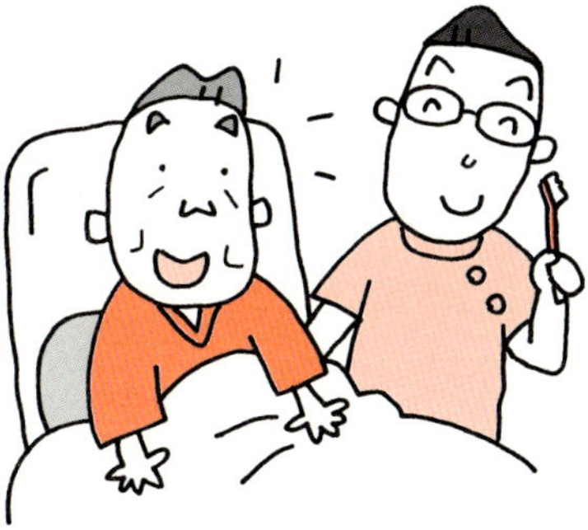

열심히 환자를 돌보는 가족들조차도 구강관리는 환자 본인이 알아서 하겠지 하고 맡겨버리거나 나중으로 미뤄버린다. 특히 환자 본인이 구강관리를 거부하는 경우는 전문 간병인이라도 입 속을 들여다보기가 쉽지 않다.

이렇게 고령자의 입 속은 가족이든 간병인이든 좀처럼 보기가 쉽지 않은 블랙박스 같은 곳이다.

참는 것은 미덕이 아니다

최근에는 방문구강관리가 보급되어 집에서 요양 중인 고령자에게 희소식이 되었다. 대부분 '의치가 망가졌다', '의치를 분실했다', '이가 빠졌다' 같은 결정적인 문제가 생겨야 진찰을 의뢰하게 된다.

원래는 조기에 진찰을 받아 치료하는 것이 이상적이지만, 실제로는 음식을 먹기 힘들거나 의치가 불편하거나 하는 사소한 문제는 참고 견디는 경향이 있다.

하지만 그렇게 참는 동안에 체력이 저하되어 먹는 것과 말하기도 어려울 정도로 기능이 쇠퇴되어 버리는 것이 더 무서운 일이다.

고령자의 생활을 좌우하는 구강관리

구강관리는 빨리 시작하는 것이 중요하지만 지금부터 시작하더라도 늦지 않다.

무표정했던 A씨는 입 속의 상태가 좋아지자 식사가 즐겁다며 얼굴에 미소를 띠게 되었다. 주 · 야간 보호시설에도 적극적으로 다니는 등 활기찬 나날을 보내고 있다.

또한 누워만 있어 거의 반응을 보이지 않는 환자라도 입 속을 깨끗하게 해줌으로써 점막이 핑크색을 되찾게 되었다. 해마다 여러 차례 일으키던 오연성 폐렴(p.11 참조)도 거의 없어져서 순조로운 생활을 해나가고 있다.

이처럼 구강관리는 단순히 입 속을 깨끗하게 하는 것만이 아니다. 심미, 인격, 프라이드 같은 심리적인 면에 대한 영향도 크고 고령자의 QOL(Quality Of Life=삶의 질)을 향상시키는 중요한 열쇠가 된다.

노인 냄새라고 알려진 냄새의 원인은 입 냄새였다

Oral Cavity Care

겨우 입 냄새라고 생각하기 쉽지만 입 냄새는 사회 생활에도 영향을 미친다.

자신은 잘 느끼지 못한다

얼마 전부터 얼굴을 가까이 하고 다정하게 말을 거는 일이 없어졌다. 내가 말을 하려 해도 모두들 나를 피하는 것 같은 기분이 든다. 어린 손자 녀석이 "윽, 입 냄새!" 하면서 도망갔다.

이런 경험은 고령자가 고독감이나 소외감을 느끼게 되는 대표적인 계기가 된다. 그 원인이 입 냄새라는 것을 알지 못하고 모두들 나를 싫어한다며 속상해하고 우울증에 빠지기도 한다. 또한 다른 사람과의 접촉이 적어지므로 뇌의 자극이 적어져서 뇌의 노화를 촉진시키기도 한다. 이 같은 사건의 발단이 입 냄새 때문이었음에도 불구하고 인지장애 같은 웃지못할 일도 일어나게 된다.

원인은 입 속의 세균

구취는 대부분의 경우 자기 자신보다 다른 사람이 먼저 알아차린다. 원인의 대부분은 입 속의 세균이 단백질을 분해할 때 발생되는 휘발성 황화합물이다. 치주병으로 인해 잇몸 염증이 진행되어 피가 나거나 고름이 고이면 더 심한 악취가 생기게 된다.

구취의 원인이 되는 세균은 보통 치아와 치주낭에 서식하는데 구강관리를 하지 않았거나 타액 분비가 저하되면 혀나 입천장에도 많이 증식하게 된다. 특히 입으로 호흡을 하는 사람의 경우는 입이 건조해지면서 입 냄새가 더욱 심해진다.

냄새의 종류는 썩는 듯한 냄새, 비릿한 냄새, 시큼한 냄새 등 다양하다. 가까이에서 **'하 -'** 하고 숨을 내쉬었을 때 냄새가 나는 정도라면 별 문제가 없지만 심한 경우에는 입 냄새가 나는 사람이 기거하는 방안 가득히 입 냄새가 나게 된다.

배설물 때문이라고 여겼던 고령자의 특유한 냄새는 실제로 입 냄새 때문인 경우가 많다.

입 냄새가 나기 쉬운 사람

- 식후에 양치질을 하지 않는 사람
- 치아우식증이나 치주병이 있는 사람
- 타액 분비가 저하된 사람
- 대화를 별로 하지 않는 사람
- 의치가 불결한 사람
- 전신질환이 있는 사람

입 냄새는 혀에 잇솔질을 하는 것으로 개선된다

입 냄새는 단순한 냄새가 아니라 입 속에 문제가 있다는 적신호이다.

입 냄새가 나면 치주병이나 치아우식증, 혀의 오염 등이 의심된다. 치아나 혀에 잇솔질을 하면 이를 예방할 수 있으며 입 냄새도 억제할 수 있다. 고령자 본인은 느끼기 어렵기 때문에 가족들이 자연스럽게 구강관리를 권하는 것도 좋은 방법이다.

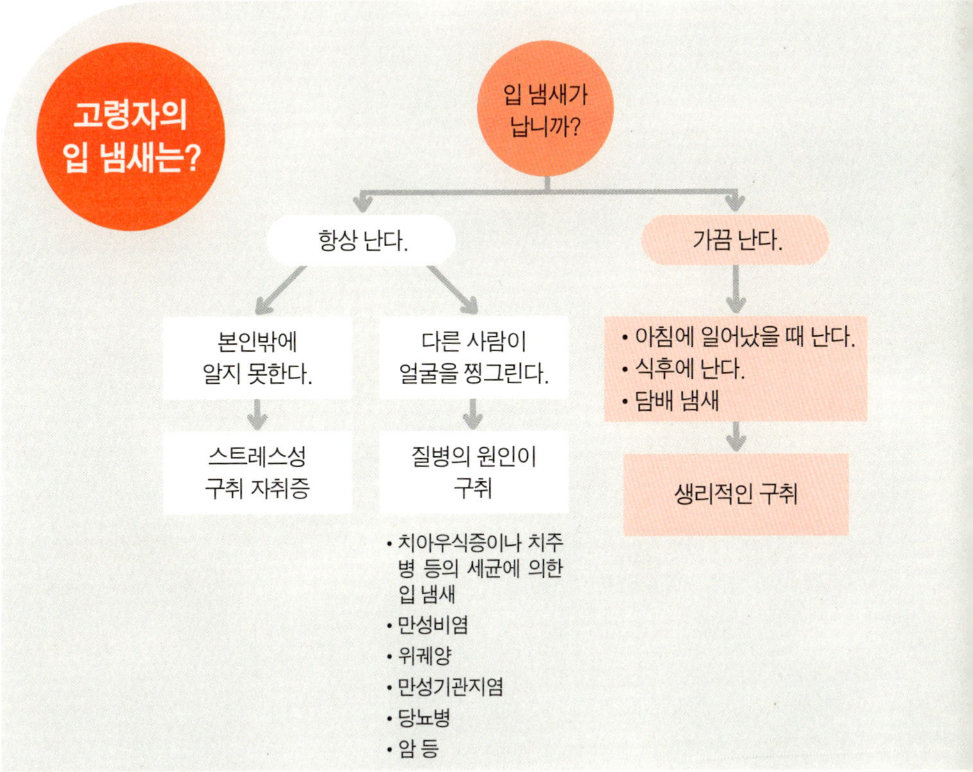

부적합한 의치로 인한 피해는 잘 먹지 못하는 것뿐만이 아니다

Oral Cavity Care

자신에게 맞지 않는 의치를 사용하면 먹는 기능 자체가 약해지게 된다.

반 이상의 사람이 자신에게 맞지 않는 의치를 사용하고 있다

의치를 사용하고 있는 사람들의 반 이상이 자신의 의치에 대해 불만을 가지고 있다고 한다.

예를 들면 위쪽에 있는 의치가 헐거워서 말을 할 때 빠져버리거나, 아래쪽에 있는 의치가 들떠서 씹을 때마다 잇몸에 닿아 통증이 있기도 하고, 부분의치의 금속이 혀에 닿아 상처가 생기기도 한다. 또한 의치를 하면서 맛을 잘 느끼지 못하게 되었고, 좋아하는 음식도 잘 씹지 못하는 등의 고민을 자주 듣게 된다.

자신에게 맞지 않는 의치를 계속 사용하는 것은 통증과 불쾌감만 일으키는 것이 아니라 기본적으로 해결되어야 할 먹는 기능이 약해지면서 다른 여러 문제가 생기게 된다.

맞지 않는 의치로 인한 세 가지 피해

자신에게 맞지 않는 의치를 계속 사용할 경우 제일 먼저 일어나는 문제는 음식을 잘 먹지 못하는 것이다. 아파서 먹지 못하기도 하고, 씹는 맛과 느낌을 느끼지 못해 식사의 즐거움마저 잃게 된다.

두 번째는 잘 먹지 못하게 됨으로써 에너지가 부족해진다. 식사는 건강의 기본인데 식사량이 변변치 못하면 체력이나 면역력도 저하되기 마련이다.

세 번째는 맞지 않는 의치를 무리하게 사용하면 음식을 먹거나 말을 할 때 고통을 느끼게 되어 점차 구강의 기능이 감소하게 된다. 고령자의 경우 사용하지 않는 기능은 금방 저하된다. 의치 때문에 잘 먹지도 못하고 대화도 못하게 되면 어느 새 먹는 것과 말하는 것 자체가 불가능해지게 되는 경우도 있다.

첫 번째와 두 번째 문제는 의치를 고치거나 새로 마련하면 대부분 개선되지만, 먹는 기능이나 말하는 기능이 저하되면 의치를 다시 만든다고 이 문제가 개선되지는 않으며 구강운동훈련(p.120 참조)이 필요하게 된다.

치아는 인격

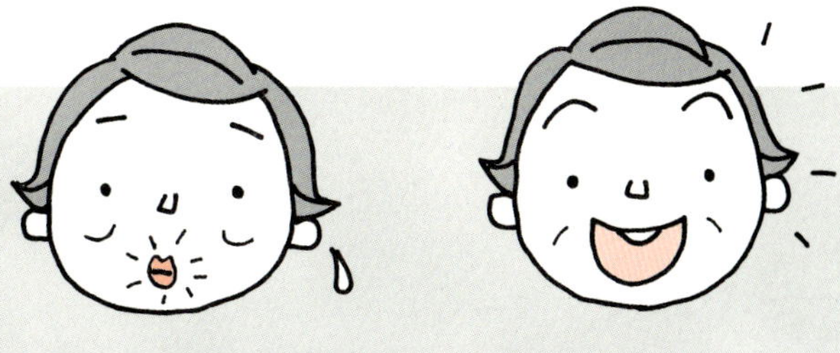

치아가 없으면 표정도 이상해진다.   치아가 있어 활기차 보인다.

지금은 잘 맞는 의치도 언젠가는 맞지 않게 된다

처음에는 잘 맞았던 의치도 시간이 지나면 부자연스러워지는 경우가 있다. 이는 치조골과 잇몸이 생리적으로 변화하기 때문이다. 또한 장기간 사용하면 의치 자체가 변형되는 경우도 있다. 맞지 않는 의치를 사용하면 치조골의 높이가 낮아져 더 맞지 않게 되기도 한다.

의치를 잘 사용하려면 의치에는 수명이 있다는 것을 이해해야 한다. 의치가 잘 맞지 않으면 바로 치과의사와 상담하여 조정을 하도록 한다.

그리고 특별히 의치에 결함이 없더라도 6개월~1년에 한번 정도 의치를 정기적으로 검사하는 것이 좋다.

COLUMN

의치를 하지 않은 얼굴은 10년 정도 더 늙어보인다

고령자가 있는 병동을 가보면 대부분의 사람들이 의치를 빼놓고 있어 언뜻 보면 모두 얼굴이 비슷비슷해 보이는 경우가 있다. 입 주위에는 자글자글 주름이 잡혀 있어서 일명 '쪼그랑 할멈' 같은 얼굴이다.

그런데 그런 얼굴이라도 의치를 끼면 한결 젊어 보이고 말도 분명하게 한다. 무엇보다도 얼굴의 윤곽이 살아나고 그 사람의 개성까지도 잘 나타난다.

의치의 역할은 잃어버린 치아를 대신하여 먹을 수 있게 해 줄뿐 아니라 그 사람의 '인격' 을 표현해 주는 중요한 도구이다.

구강 내 오염은 치명적인 오연성 폐렴을 일으킨다

Oral Cavity Care

구강 내 세균이 일으키는 오연성 폐렴으로 인해 사망하는 고령자가 많다.

뚜렷한 이유 없이 열이 자주 나는 사람은 요주의

고령자의 경우 몸을 심하게 움직이지도 않고 찬바람을 쐬지도 않았는데 갑자기 열이 나는 경우가 있다. 또 한번 열이 오르면 좀처럼 내리지도 않고 의식도 몽롱한 상태가 계속된다. 이럴 경우 의사에게 진찰을 받으면 '폐렴' 이라는 진단을 받게 된다. 생명에 위험이 있으니 당장 입원하라는 말을 듣고 당황하게 된다.

실제로 이렇게 폐렴이 된 경우 그 원인은 구강 내 오염 때문이다. 흔히 더러워서 죽는 사람은 없다고 하지만, 구강 내 불결함으로 인해 생명을 잃는 고령자가 의외로 많다.

오연성 폐렴은 대부분 잠을 자는 동안에 일어난다

구강은 음식물 찌꺼기를 먹이 삼아 번식하는 세균들의 소굴이다. 이들 세균이 기관을 타고 폐로 들어가 폐에서 질병을 일으키는 것을 '오연성 폐렴' 이라고 한다. 오연성 폐렴이 일어나는 방식은 크게 두 가지를 들 수 있다.

하나는 식사 중에 잘못해서 음식물이 식도가 아닌 기관으로 들어가는 경우이다. 대부분 사레들렸다고 하면서 기관으로부터 이물질을 토해내지만 그 일부가 기관에 들어가 폐렴을 일으키는 것이다.

다른 하나는 잠을 자는 동안 자기도 모르는 사이에 세균을 포함한 타액을 삼키는 경우인데, 이런 경우가 더 많은 것으로 알려져 있다. 고령자는 기관지의 섬모운동이 약한데다가 기침을 할 힘도 약하기 때문에 기관으로 세균이 들어가도 밖으로 배출시키지 못하므로 폐렴을 일으키게 된다.

특히 뇌졸중(뇌혈관장애) 후유증이 있는 환자나 감염에 대해 저항력이 약한 사람, 노화에 의해 연하기능이 저하된 사람 등은 더욱 주의해야 한다.

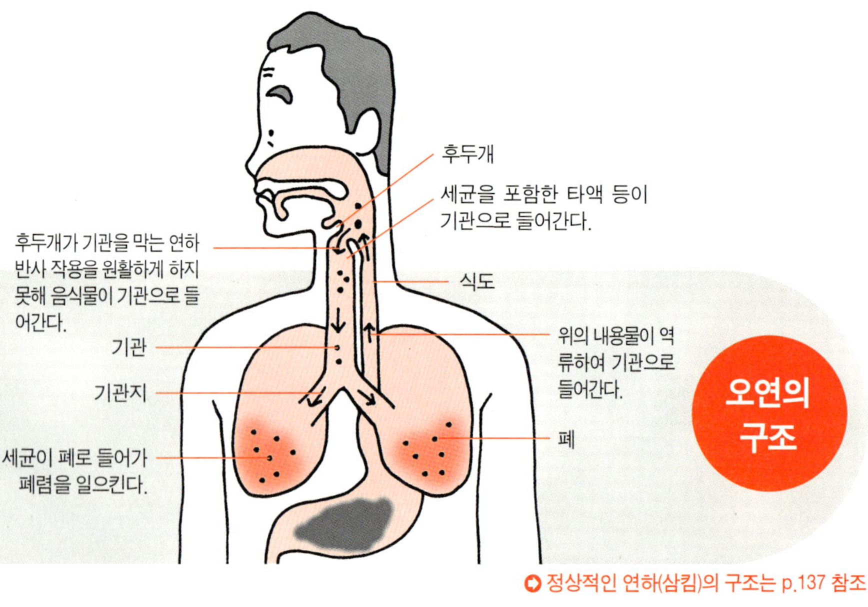

정상적인 연하(삼킴)의 구조는 p.137 참조

폐렴으로 사망하는 사람의 대부분이 고령자이다

오연성 폐렴은 결코 가볍게 생각해서는 안 된다. 한 예로 일본인의 사망원인 중 4위에 해당하는 폐렴은 고령자에게 가장 많고, 그 중에서도 65세 이상의 고령자가 90% 이상을 차지한다.

그 중 오연성 폐렴이 어느 정도 차지하는지는 분명하지 않지만 많은 비율을 차지할 것으로 추측되고 있다.

연하장애 증상 체크리스트

- ☐ 음식물을 삼키기 어렵다.
- ☐ 삼킬 때마다 통증이 있다.
- ☐ 음식물이 목에 잘 걸린다.
- ☐ 사레들림이 잦은 편이다.
- ☐ 삼킬 때 소리가 잠긴다.
- ☐ 열이 자주 나거나 폐렴 또는 기관지염이 반복된다.

※ 연하장애란 음식물을 삼켜 넘기기 어려운 것을 의미한다.

구강관리로 저항력도 향상된다

Oral Cavity Care

구강은 소화기관의 입구에 해당하며, 세균이나 바이러스의 침입을 막는 기능이 있다.

구강관리로 인플루엔자(독감) 예방

겨울부터 봄에 이르는 시기에 저항력이 낮은 고령자가 가장 주의해야 할 것은 인플루엔자(독감) 유행이다.

예방주사도 앞으로 유행할 형태의 예측이 맞으면 효과가 있지만, 매일매일 하는 구강관리로도 인플루엔자(독감)를 예방할 수도 있다.

어느 양로원에서는 2년 전부터 입소자의 구강관리를 해왔으며, 특히 인플루엔자(독감)가 유행하는 시기에는 구강관리를 철저히 하고 녹차로 수분을 충분히 보충한 결과 이 시설에서는 인플루엔자(독감)에 걸린 사람이 거의 없었다고 한다.

입 속을 깨끗하게 하여 방어기능을 높인다

그렇다면 입 속을 깨끗하게 하는 것이 어떻게 감기나 인플루엔자(독감)를 예방할 수 있다는 것일까?

우리 몸은 보통 세균이나 바이러스가 침입하려고 할 때 이를 막으려는 방어기능을 가지고 있다.

예를 들면 이물질이 코를 통해 침입하면 코털에 붙잡히거나 재채기를 하여 밖으로 배출시킨다.

COLUMN

몸은 움직이지 않으면 점점 약해진다

골절 등으로 인해 장기간 누워 지내거나, 피곤함 등의 이유로 몸을 잘 움직이지 않으면 어느새 몸이 잘 움직여지지 않게 되고 전신의 기능도 쇠퇴된다. 이를 폐용증후군(廢用症候群)이라 한다.

폐용증후군에 한번 빠지면 다시 움직이는 것이 힘들어지며 더 심각한 폐용증후군이 되는 악순환이 계속된다. 그렇게 되지 않기 위해서는 매일 일상생활에서 식사를 잘 하고 몸을 자주 움직여 주는 것이 중요하다.

폐용증후군(廢用症候群)의 증상

- 혈압 조절기능이 저하되어 기립성 저혈압(앉았다 일어났을 때 어지러움)을 일으키기 쉽다.
- 심장 기능이 저하된다.
- 폐활량이 저하되고 감염증에 걸리기 쉽다.
- 근육이 쇠퇴하여 몸을 움직이거나 자세를 취하는 것이 어렵다.
- 손이나 발 관절의 유연성이 떨어져 굳은 것처럼 잘 움직여지지 않는다.
- 평행감각이 저하되어 몸의 균형을 잡기 어렵다.
- 음식을 잘 넘기지 못해 잘못 삼키는 경우가 많다.
- 배설기능이 저하되어 방광염이나 변비 등이 생기기 쉽다.
- 뇌의 자극이 떨어져 우울증에 걸리거나 인지장애가 나타날 수 있다.
- 바닥에 넘어지기 쉽다.

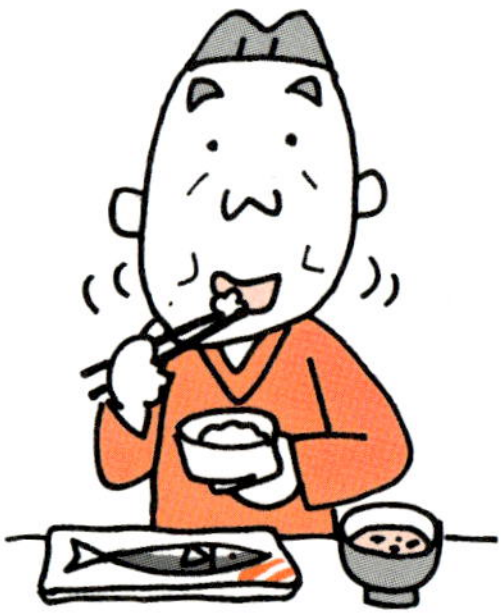

또한 세균이 입을 통해 침입하려고 하면 타액에 포함된 항균물질 때문에 약해져 기도를 통해 넘어가기가 어렵다. 만약에 기도를 통해 침투된다 하더라도 점액에 붙잡혀 가래를 통해 밖으로 배출된다.

그러나 구강이 세균으로 인해 더러워지면 방어기능이 제 역할을 제대로 할 수가 없다. 구강관리는 구강을 청결하게 하여 타액이 잘 나오는 상태가 되게 하거나 입을 통해 들어간 인플루엔자(독감) 바이러스나 감기 세균 등을 씻어내는 효과가 있다.

음식을 먹을 수 있는 사람은 면역력도 높다

바이러스나 세균이 다양한 방어기능의 틈을 빠져나가 체내에 들어갔다고 해서 바로 질병이 생기는 것은 아니다. 왜냐하면 이물질에 대한 항체나 림프구가 세균이나 바이러스에 대해 맹공격을 하기 때문이다.

이러한 면역력은 나이가 들수록 저하되는데 영양상태가 나쁘면 더욱 떨어지기 마련이다.

저항력을 향상시켜 건강을 유지하기 위해서는 무엇보다 잘 먹는 것이 기본 중의 기본이다. 입을 건강하게 유지하는 것이 전신 건강을 유지하는 것으로 이어진다는 사실을 잊지 말고 기억하자.

구강관리는 식욕을 높이고 삶의 의욕도 높인다

Oral Cavity Care

먹는 즐거움은 의욕을 생기게 하고 활기찬 생활을 하게 해준다.

먹는 즐거움

뇌졸중으로 쓰러져 자리보전하고 누워있는 B씨는 스스로 음식을 먹지 못해 코에서 위로 이어지는 튜브(관)를 통해 영양을 보급하고 있었다.

의사의 지도하에 원래처럼 입으로 식사를 할 수 있도록 재활훈련을 시작했다.

젤리 상태로 만든 미음을 작은 수저로 떠서 입 속에 넣었을 때 무표정했던 B씨의 얼굴에서는 눈물이 흘러내렸다. 입 안 가득 밥 냄새가 퍼지자 먹는 즐거움이 바로 이런 것이라며 기쁨의 눈물을 흘린 것이다.

먹을 수 있으면 의욕도 왕성해진다

먹는다는 것은 단순히 영양을 공급하는 것뿐만 아니라 먹는 행동 자체에서 즐거움을 느끼고 의욕도 생기게 한다.

'맛있다', '배부르게 먹었다' 는 만족감을 얻을 수 있다면 몸도 건강해지고 기분도 한결 밝아진다. 또한 자연스럽게 주위에 관심과 흥미가 생겨 무엇이든지 해보고자 하는 적극성도 생기게 된다.

더욱이 다른 사람과 대화를 나누면서 먹을 수 있다면 먹는 즐거움은 더욱 커지게 된다.

폐인으로 가는 지름길

그러나 먹고 싶지도 않고 먹는 것 자체가 고통인 상태가 계속되면 몸은 필요한 에너지가 부족해져 기력과 체력이 모두 떨어진다.

가족들이 취미생활을 권해도 별로 흥미를 보이지 않고 멍하게 지내는 것이 눈에 띈다. 하루 종일 멍하게 TV만 보며 지내다가 몸을 움직이려고 하면 그것조차도 쉽지 않다. 어떤 일에 감동하거나 자극을 받지 않으면 뇌의 기능도 가속적으로 저하된다. 그러다가 정신을 차리면 이미 자신은 폐인처럼 집안에 틀어박힌 신세가 되어 있음을 알게 된다.

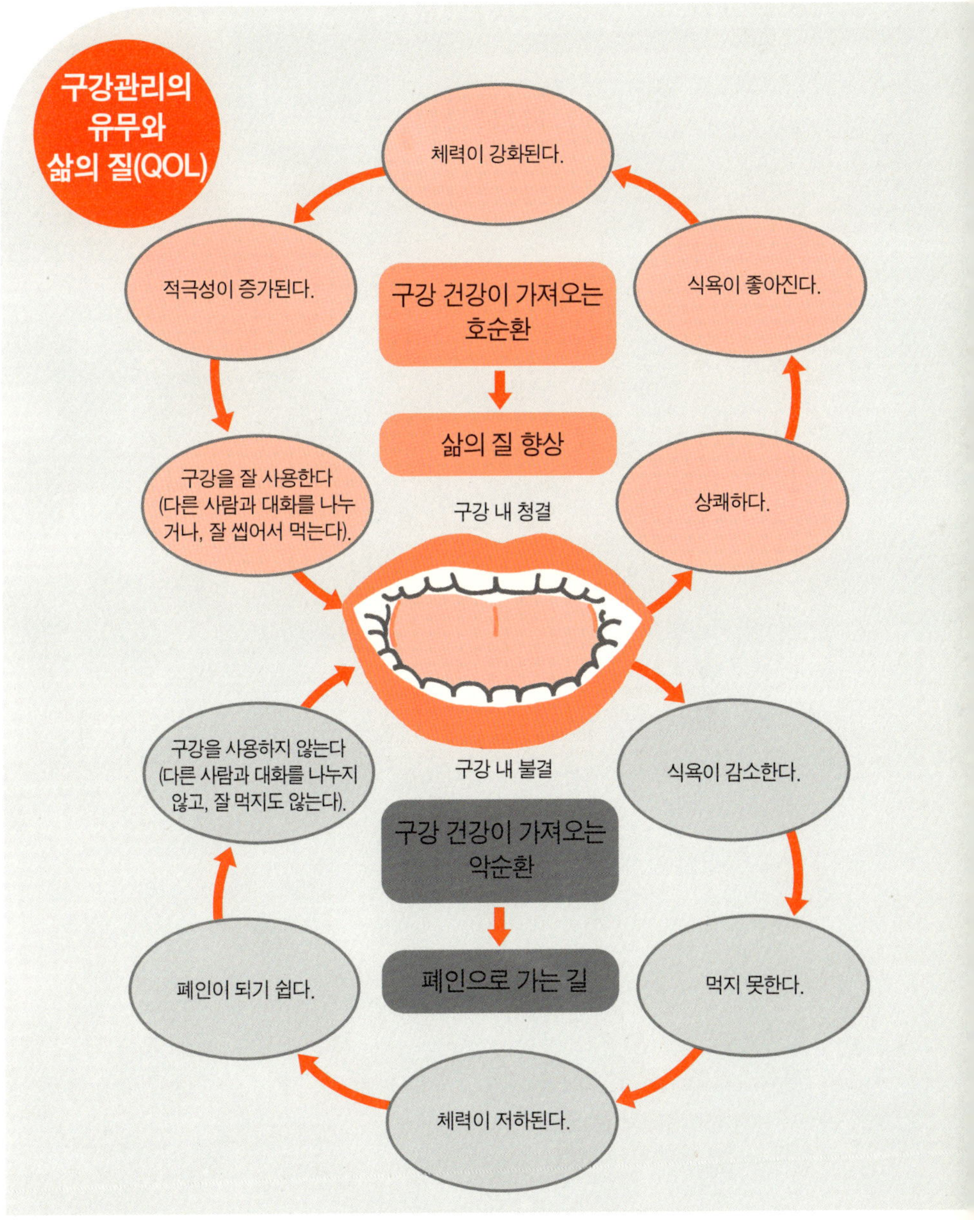
구강관리의 유무와 삶의 질(QOL)
구강 건강이 가져오는 호순환
삶의 질 향상
체력이 강화된다.
적극성이 증가된다.
구강을 잘 사용한다 (다른 사람과 대화를 나누거나, 잘 씹어서 먹는다).
구강 내 청결
상쾌하다.
식욕이 좋아진다.
구강 내 불결
식욕이 감소한다.
먹지 못한다.
체력이 저하된다.
폐인이 되기 쉽다.
구강을 사용하지 않는다 (다른 사람과 대화를 나누지 않고, 잘 먹지도 않는다).
구강 건강이 가져오는 악순환
폐인으로 가는 길

씹을수록 젊어진다!
씹는 것으로 노화를 방지한다

Oral Cavity Care

씹는 것은 뇌로 가는 혈류를 향상시켜 뇌의 노화방지 효과를 기대할 수 있다.

씹으면 뇌로 가는 혈류가 향상된다

음식을 잘 씹어 먹으면 소화를 촉진하고 과식을 방지하는 효과가 있다는 것은 이미 잘 알려진 사실이다. 뿐만 아니라 씹을수록 뇌로 가는 혈류를 증가시켜 뇌의 움직임을 활발하게 한다.

껌을 씹으면 집중력이 향상된다는 것도 이런 원리이다. 고령자 입장에서 볼 때 무엇보다도 뇌의 젊음을 유지하여 인지장애 진행을 늦출 수 있다는 것이 가장 기쁜 효과일 것이다.

잘 씹는 사람은 인지장애가 적다

인지장애를 가진 고령자를 대상으로 입 속의 상태를 조사한 결과 깜짝 놀랄 만한 사실을 발견했다.

이 조사에 따르면 심각한 인지장애 환자일수록 입 속의 상태가 나쁘고, 씹는 것이 불가능한 것으로 나타났다. 또한 치아의 수가 적은 사람, 의치를 사용하지 않는 사람 등 씹는 것에 문제가 있는 사람에게 인지장애가 많다는 결과가 나왔다. 이런 점에서 볼 때 잘 씹는 것이 인지장애를 예방하는 일이라 볼 수 있다.

치아가 있어서 버틴다

씹는 것은 전신의 운동과 관련이 있다. 보통 서 있을 때나 무거운 물건을 들고 있을 때 우리는 이를 꽉 깨물며 힘을 낸다.

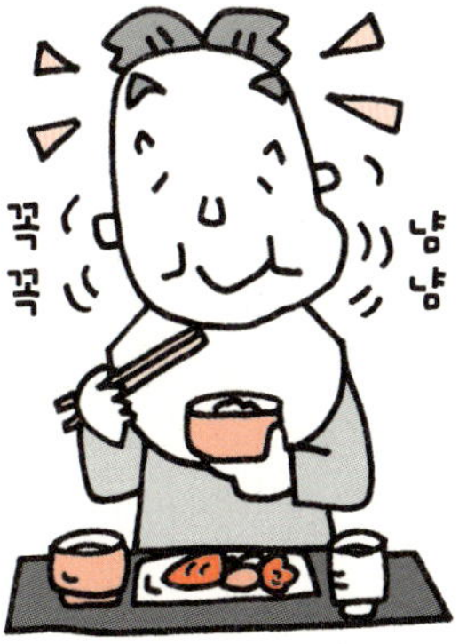

건강할 때에는 별로 의식하지 않지만 한쪽이 마비되거나 장애가 있는 사람은 몸을 움직이거나 힘을 줄 때 이를 악물고 힘을 줄 수 있는지 없는지가 중요한 포인트가 된다.

이처럼 씹거나 무는 것이 가능한 상태를 만드는 것이 중요하다.

COLUMN

인간의 평균 수명은 증가되지만 치아의 수명은?

일본의 경우

일본인의 평균 수명은 세계 최고 수준인 것으로 알려져 있다. 그렇다면 치아의 수명은 어느 정도일까?

80세에 20개의 치아를 유지하며 평생 자신의 치아로 음식을 먹을 수 있게 한다는 '8020 운동' 이 시작된 것이 1991년이다. 그때부터 지금까지 일본인의 치아도 조금씩 수명이 연장되고 있다.

1999년 후생성(현 후생노동성) 조사에 따르면 자신의 치아를 20개 이상 유지하고 있는 80세는 15.25%였으며, 10.85%였던 1993년에 비하면 5% 가까이 증가하였다.

한 사람에게 남아 있는 치아의 개수는 80세의 경우 평균 8.21개로 1993년의 5.93개보다 확실히 증가하여 조금씩 8020에 가까워지고 있다.

하지만 전세계적으로 보면 일본의 현재 상태는 아직 그리 안심하기에는 이르다.

8020 운동의 선진국은 스웨덴, 미국, 오스트레일리아이며, 일본은 중고년층에서 급격히 치아를 상실하는 사람이 늘기 때문에 크게 뒤처져있다.

자신의 치아가 20개 남아 있다면 씹는 것에 문제가 없으며 건강한 식생활을 실현하기 쉽다. 또한 먹는 즐거움은 살아야 한다는 의욕으로 이어져 정신적으로도 활기찬 생활을 하도록 하여 매우 바람직하다.

아무리 세계 톱클래스에 속하는 장수국이라도 치아 수명이 짧다면 인생의 즐거움이 반감되는 것이 아닐까?

75세 이상의 평균 현재 치아수와 20개 이상 가진 사람의 비율

	평균 현재 치아수(개)		20개 이상 가진 사람의 비율(%)	
연령	1993년	1999년	1993년	1999년
75~79세	6.72	9.01	10.00	17.50
80~84세	5.14	7.41	11.70	13.00
80세(추정치)	5.93	8.21	10.85	15.25

(자료 : 1999년 치과질환실태조사의 개요)

우리나라의 경우

우리나라는 이미 2000년에 65세 이상 노인인구가 전체 인구의 7.2%로 고령화 사회에 접어들었으며 2018년에는 14.9%로 고령 사회, 2026년에는 20.6%로 초고령 사회에 접어들 예정으로 다른 나라에서는 그 유래를 찾아 볼 수 없을 정도로 매우 빠른 속도로 노인의 수가 증가되고 있다. 노인인구의 빠른 증가는 특히 독거노인, 75세 이상 후기 고령인구의 증가로 나타나 독거노인의 비율이 1994년에 16.2%인 것이 2004년에는 24.6%로 증가되었다. 더불어 급속한 고령화로 인해 치매, 중풍 등 장기요양서비스가 필요한 노인이 더욱 급증하여 전체 노인의 3.1%(16만 명)를 차지하고 있다. 또한 만성질환 노인 증가 등으로 노인의료비가 큰 폭으로 증가하는 추세로 1995년 7,281억(12.2%), 2001년 3조 8,528억원(19.5%), 2004년 6조 1,309억(24.4%)로 나타난 바 있다. 2000년에 실시된 국민구강건강실태조사에서는 우리나라 노인들 중 20개 미만의 치아를 가진 노인의 비율은 65~74세에서보다 75세 이상에서 더욱 높은 것으로 나타났다.

20개 미만의 치아를 지닌 노인의 비율

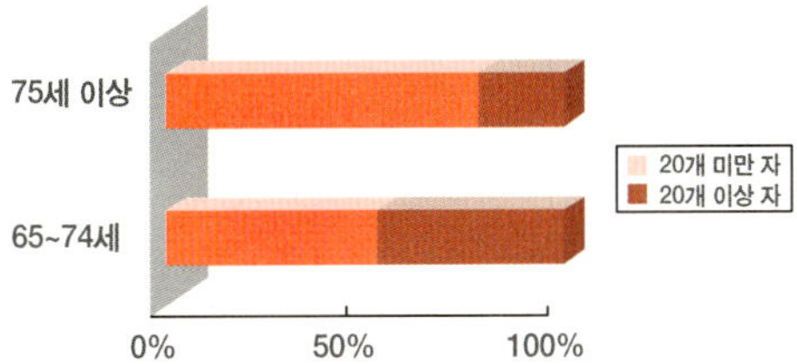

(자료: 국민구강건강실태조사, 2000)

한국 노인 중 65~69세에서는 전체 치아가 발거된 경우는 19.65%인데 비하여 70세 이상인 경우에는 34.76%로 연령이 증가할수록 전체 치아 발거율이 현저히 높은 것으로 나타났다.

한국 노인의 전체 치아 발거자율 (단위 : %, 명)

구분	전체	위아래 모두 빠짐	위쪽 치아만 모두 빠짐	아래쪽 치아만 모두 빠짐	아니오
전체	100.00(1,091)	29.00	11.27	3.69	56.04
65~69세	100.00 (447)	19.65	9.29	3.78	67.28
70세 이상	100.00(644)	34.76	12.49	3.64	49.12

(자료 : 2005년 국민건강영양조사)

이러한 사회적 고령화 추세로 인하여 노인복지 수요가 급증한 상태이며 독거노인과 75세 이상 노인의 증가로 안전 및 복지서비스, 장기요양 및 건강보장에 대한 수요가 급증하였다. 이에 따라 정부 및 사회의 공동책임 의식이 빠르게 증가하여 우리나라에서는 2008년 7월 1일 노인장기요양보험제도를 시행하고 있다.

고령자의 구강관리에는 세 가지 문제가 있다

Oral Cavity Care

구강은 전신의 건강상태를 알 수 있는 거울.
노화, 병, 장애로 악화되기 쉽다.

고령자가 가지고 있는 세 가지 문제

간병이 필요한 고령자는 입 속에 여러 가지 문제점을 갖고 있다. 그 중에는 왜 이렇게 될 때까지 방치했는지 이해가 안 될 정도로 증상이 심한 경우도 적지 않다.

그 이유는 고령자가 안고 있는 세 가지 문제 때문이다. 첫째는 노화이고, 둘째는 질병이나 장애 때문이며, 셋째는 구강관리가 간병인에게 부담이 되기 때문이다.

자정작용을 저하시키는 노화

사람의 구강은 어느 정도의 자정작용을 한다. 특히 타액은 입 속의 음식물 찌꺼기를 씻어내거나 세균에 의해 산성화된 입 속을 중성으로 만드는 작용이 있다.

하지만 나이가 들면 노화에 의해 타액 분비량이 감소한다. 왜냐하면 턱뼈가 퇴축되거나 혀와 턱의 운동기능이 저하되어 타액선의 자극이 줄어들기 때문에 타액이 잘 나오지 않게 된다. 따라서 고령자는 입 속의 자정작용이 작용하기 어려워 오염물이 부착되기 쉽다.

질병이나 장애도 증상을 진행시킨다

뇌졸중, 당뇨병, 인지장애 등의 질병도 고령자의 구강 상태에 악영향을 미친다.

예를 들면 뇌졸중의 경우 마비가 있는 쪽의 감각이 둔하기 때문에 입 속에 음식물이 남기 쉽다. 또한 마비된 쪽의 손가락 움직임이 저하되어 구강관리를 할 때 지장을 받는 경우가 있다.

당뇨병인 경우에는 상처가 잘 낫지 않고 구강내 세균의 증식이 쉽다. 또한 인지장애가 있으면 구강관리에 대한 이해가 부족하여 구강 상태를 악화시키는 원인이 된다.

간병인의 부담이 크다

간병이 필요한 고령자의 구강관리는 간병인의 능력에 의해 좌우되기도 한다.

간병인은 식사, 배설, 주변 환경의 청결 등 여러 가지 일에 신경을 쓰고 있지만 고령자가 하기 싫어하면 나중으로 미뤄지기 마련이며 간병인으로도 어쩔 도리가 없다.

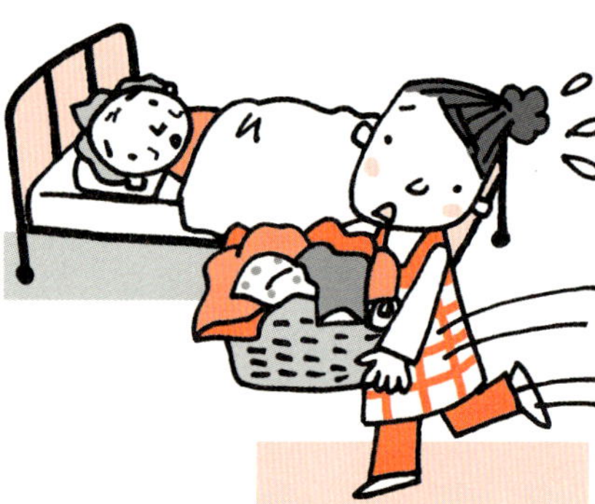

고령자에게서 많이 볼 수 있는 구강 문제점

심한 입 냄새
가까이 다가갔을 때 얼굴이 찌푸려질 정도로 심한 입 냄새는 세균이 번식하고 있다는 증거

치주병
치아가 흔들거리며 그대로 방치하면 빠진다.

잇몸 퇴축
잇몸이 퇴축되고 치아가 길어진 것처럼 보인다.

의치가 맞지 않는다
의치가 벗겨지거나 잇몸에 상처를 준다.

치석
치아와 잇몸의 경계에 생기기 쉽다. 치주낭 속에 축적되어 있는 치석은 관리가 어렵다.

프라그
치아우식증이나 치주병의 원인이 되는 세균의 소굴이다.

치아우식증
치아의 뿌리에 발생되는 경우도 있다.

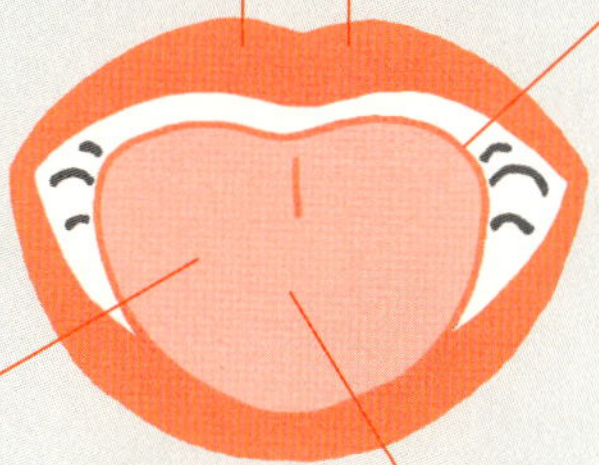

구내염
의치의 금속 등이 닿으면 상처가 생기거나 궤양을 일으키는 경우도 있다.

구강 건조
입 안이 마르면서 오염물이 부착되는 경우가 증가한다.

설태
혀 표면에 오염물이 부착된다.

입의 움직임이 저하되면 오염물이 부착되기 쉽다

Oral Cavity Care

혀, 볼, 턱의 움직임이 둔해지면 오염물이 부착되기 쉽다.

입 속은 화장실보다도 더럽다?

입 속은 겉보기에는 깨끗해 보이더라도 약 300종에 이르는 세균이 프라그 1 mg당 1억개 이상 서식하고 있으며, 음식물 찌꺼기가 그대로 남아 있는 입 속은 세균이 더 많이 증식한다.

또한 입을 통해 식사를 하지 않는 사람이라도 탈락상피에 세균이 부착되어 있다. 그리고 저항력이 저하된 고령자의 경우 세균이 증식해 누적되기 쉽다.

입 속이 더러워지기 쉬운 사람

- 식사 후 양치질을 하지 않는 사람
- 타액 분비가 저하된 사람
- 잘 씹어 먹지 않는 사람
- 다른 사람과 대화를 많이 하지 않는 사람

세균의 수나 종류로 볼 때 입 속이 화장실보다 지저분하다는 것은 충격적인 일이 아닐 수 없다.

자정작용은 움직여야 활발해진다

구강 내의 오염은 타액의 자정작용에 의해 어느 정도 깨끗해진다. 타액은 음식물 찌꺼기를 씻어내고 세균으로 인해 산성화된 입 속을 중성으로 만드는 작용을 한다. 또한 입 냄새를 억제하는 효과도 있다.

타액은 혀를 움직이거나 음식물을 씹거나 볼을 움직이거나 말을 하는 등의 구강 기능을 자꾸 사용할 때 타액선이 자극되어 분비가 활성화 된다.

타액의 주요 기능

- 자정작용이 있다.
- 세균으로 산성화된 구강 내를 중성화시킨다.
- 입 냄새를 억제한다.
- 입 속의 음식물 찌꺼기를 씻어낸다.
- 음식물을 삼키기 쉽게 해준다.
- 입의 움직임을 원활하게 한다.
- 치아 표면을 재석회화시킨다.
- 미각을 느끼게 하여 소화를 돕는다.

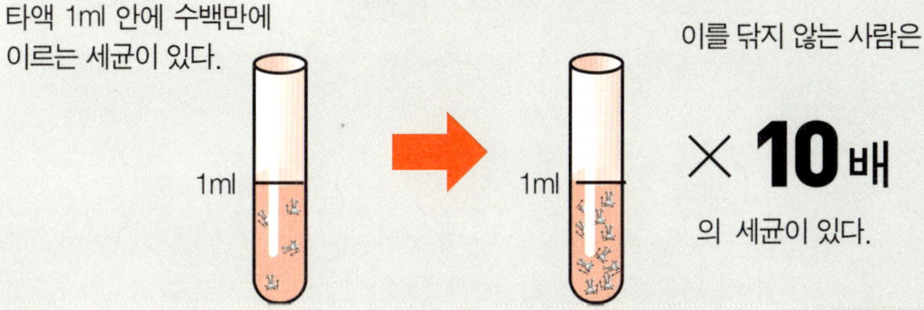

그런데 나이가 증가할수록 타액의 양은 감소한다. 그런데다 입의 움직임도 저하되기 때문에 타액 분비가 원활하지 못해 구강환경은 점점 더러워지기 쉽다.

오염 때문에 움직임에 방해가 되는 악순환의 연속

입 속의 오염을 그대로 방치하면 오염물이 입 안에 벽을 치듯 뒤덮게 된다. 그렇게 되면 원래 부드럽게 움직여야 할 혀도 잘 움직이지 못하고 볼 안쪽도 오염물이 두껍게 쌓여 감각이 둔해진다. 또한 맛을 느끼는 혀의 미뢰도 오염물 에 파묻혀 식사를 하는데도 지장을 준다.

그 결과 식욕도 떨어지고 입을 통해 밥을 먹는 것이 어려워진다. 그렇게 밥 먹는 횟수가 줄어들면 구강의 움직임도 줄게 되어 오염물을 더욱 증가시키는 결과를 초래한다.

COLUMN

질병이나 투약으로 인해 타액 분비가 감소되는 경우도 있다

타액은 하루에 1,000~1,500 ml 정도 분비된다. 타액 감소는 노화 이외에도 질병이 원인이 되는 경우도 있다. 당뇨병이나 쉐글렌증후군이 그 대표적인 예이다.

또한 이뇨제나 강압제, 향정신약, 항히스타민제 등 중에는 타액 분비를 억제하는 성분이 포함되어 있다.

입이 건조할 때에는 녹차나 연한 레몬수로 가글을 하는 것도 좋은 방법이며, 인공타액이나 타액분비촉진제도 있으므로 의사와 상담해본다(p.116 참조).

고령자의 마모된 치아는 치아우식 유발 세균의 먹이가 된다

Oral Cavity Care

에나멜질이 마모된 고령자의 치아는 치아우식증에 약하다.

고령자는 치아우식증이 생기기 쉽다

치아우식증은 프라그 중의 세균이 산을 만들고 그 산이 치아 표면을 녹여 치수로 진행되는 것이다. 원인이 되는 주요 세균은 스트렙토콕커스 뮤탄스균(*Streptococcus mutans*)이며, 음식물 찌꺼기 등의 당을 이용하여 산을 만들고 치아를 녹인다.

치아 표면은 단단한 에나멜질로 덮여 있어 치아우식증의 침식을 어느 정도 막아주지만 일단 에나멜질을 뚫고 나면 순식간에 치아우식증이 진행된다.

고령자의 경우 에나멜질이 마모되었거나 잇몸이 퇴축되어 에나멜질이 덮여 있지 않은 뿌리 부분이 노출되어 있는 경우가 적지 않다. 세균은 바로 이를 노리고 점점 더 침투해 간다.

치관부가 전부 녹아버리는 경우도 있다

고령자에게서 자주 볼 수 있는 것이 치아우식증에 의해 치아의 치관부가 없어져 잇몸 안에 뿌리만 남아 있는 상태이다. 그 중에는 모든 치아가 뿌리만 남아 있는 경우도 있다. 또한 치아가 갑자기 부러지는 것은 치아의 뿌리 중 치관과 치근의 경계부가 치아우식증에 의해 침식되어 충격에 의해 부러지는 것으로 이러한 경우를 적지 않게 볼 수 있다.

치아는 하나만 잃어도 주변의 치아가 빈 공간으로 쓰러지거나 맞물리는 치아가 빈 공간으로 이동하여 교합에 지장을 주므로 가급적 빨리 치료를 받는 것이 무엇보다 중요하다.

치아우식증이 생기기 쉬운 사람

- 식사 후 양치질을 하지 않는 사람
- 잇몸이 퇴축되고 치아의 뿌리가 노출되어 있는 사람
- 입 냄새가 나는 사람
- 프라그, 치석이 있는 사람

치아의 구조

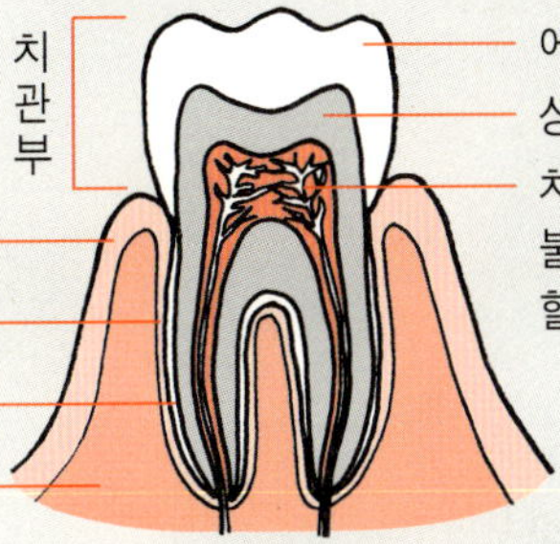

치아우식증의 진행

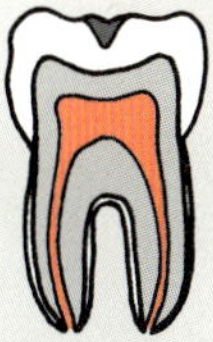

❶ 치아 표면의 에나멜질이 녹기 시작한다. 통증은 느끼지 못한다. 고령자의 경우 에나멜질이 마모되어 있거나 상아질이 노출된 치아의 뿌리부터 침식된다.

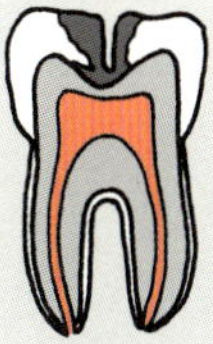

❷ 치아우식증이 에나멜질을 뚫고 치아에 구멍을 만들어 상아질까지 녹인다. 차가운 음식이나 단 음식이 스며들기 쉽다.

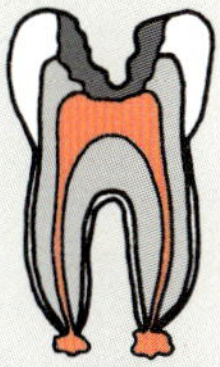

❸ 치아우식증이 치수에 이르면 통증을 느끼기 시작한다. 치수에 세균이 들어가 고름이 차는 경우도 있다.

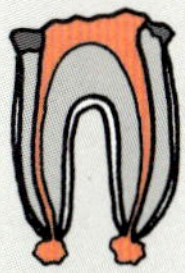

❹ 치아 윗부분(치관부)이 녹아버려 치아 뿌리만 남는다.

치아우식증의 뾰족한 곳이 혀나 잇몸에 상처를 주는 경우가 있는데 고령자의 경우 전신질환이 있기 때문에 알아차리지 못하는 경우가 많다.

성인이 치아를 잃는 첫 번째 원인은 치주병이다

Oral Cavity Care

중대구강병이라 일컬어지는 치주병은 40세 이상의 중장년층이 치아를 잃게 되는 첫 번째 원인이다.

저항력이 떨어지면 급격히 악화된다

치주병은 치아를 지탱하는 치주조직이 세균의 침입을 받아 파괴되는 것으로, 특히 중장년층의 약 80% 이상이 걸리는 것으로 알려져 있다.

치주병은 어린아이들에게서도 볼 수 있는데 천천히 조금씩 진행되기 때문에 증상이 나타나는 것은 중년이 되어서야 알 수 있다.

원인이 되는 세균은 모두 구강 내에서 자주 볼 수 있는 세균들이며, 오염이 심

치주병에 걸리기 쉬운 사람

- 식사 후 양치질을 하지 않는 사람
- 저항력이 떨어져 있는 사람
- 당뇨병이 있는 사람
- 담배를 피는 사람
- 갱년기나 임신으로 호르몬 균형이 깨진 여성
- 골다공증이 있는 사람

하거나 저항력이 떨어지면 급속히 증가된다.

나이가 들면 전신의 건강상태에 문제가 많아지기 때문에 그만큼 치주병을 악화시킬 위험도 높아진다.

또한 치주병의 무서운 점 중 하나는 이미 발견하고 알았을 때에는 어느 정도 진행되어 있는 상태이기 때문에 이가 흔들거리거나 뽑아야 하는 경우가 적지 않다는 것이다.

입 냄새나 출혈이 있다면 이것부터 막아야 한다

치주병은 치아와 잇몸 사이에 있는 치은열구에 프라그나 치석이 쌓여 프라그 중의 세균이 치주낭을 만든다. 건강한 사람의 경우는 치주낭이 1~2mm 정도이지만 치주병이 진행되면 6~7mm로 깊어지고 잇몸 아래에 있는 치조골이 흡수되어 치아를 지탱하지 못하는 상태가 된다.

초기에는 거의 증상이 없어 발견되는 경우가 드물지만 입 냄새나 잇몸 염증, 출혈 등이 있으면 점차 잇몸이 퇴축되어 치아가 길어진 것처럼 보인다. 심각한 경우에는 이가 흔들거리다가 결국 빠지는 경우가 있다.

그러나 조금이라도 이상한 점이 있을 때 조기에 발견하여 치은염 단계에서 올바른 양치질로 프라그가 부착되는 것을 방지하면 더 진행되는 것을 막을 수 있다.

치주병의 진행

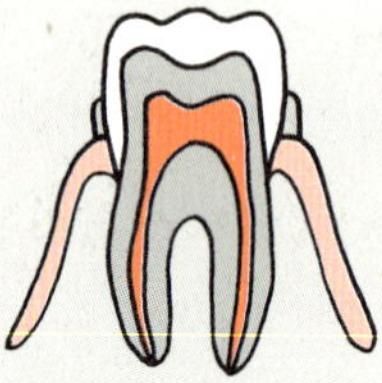

❶ 치은염
치아와 잇몸 사이에 있는 치은 열구에 쌓여 있던 프라그에 세균이 서식하여 잇몸에 염증을 일으킨다. 잇몸이 빨갛게 되거나 출혈이 생긴다.

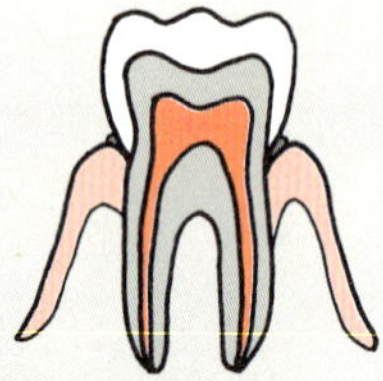

❷ 경도의 치주염
치아와 잇몸의 경계에 치주낭이 생기고 프라그가 쌓인다. 프라그는 석회화되어 치석이 되고 잇몸을 자극하여 염증을 악화시킨다. 치아를 지탱하는 치조골이 조금씩 녹기 시작해 치아가 흔들리게 된다.

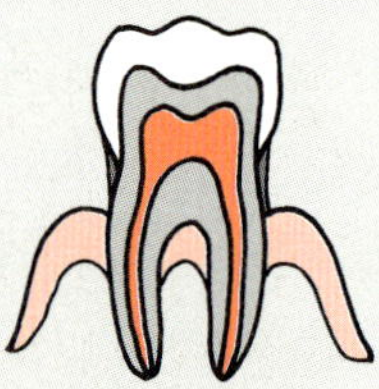

❸ 중등도의 치주염
치주낭이 6~9mm로 깊어지고 치조골이 더 녹는다.

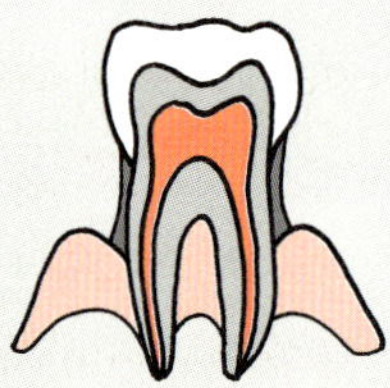

❹ 중도의 치주염
치주낭이 10mm 이상으로 깊어지고, 치조골과 치주인대가 흡수되어 치아를 지탱할 수 없게 된다.

프라그가 붙는 곳

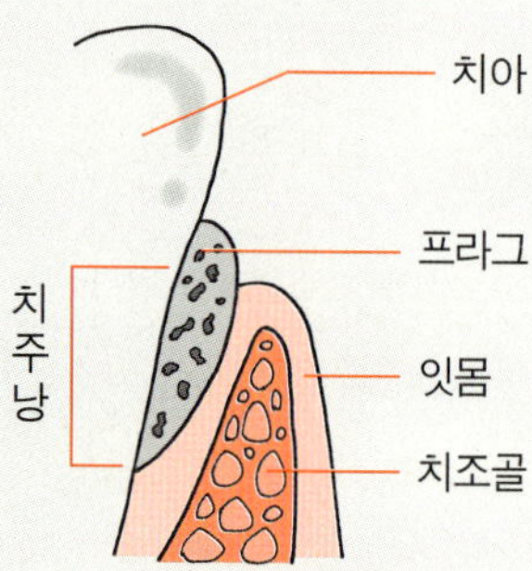

치주병은 전신에 악영향을 미친다

Oral Cavity Care

치주병은 입 속뿐만 아니라 전신의 건강상태와도 관련이 있다.

당뇨병, 갱년기, 골다공증이 있는 사람은 요주의

치주병과 가장 깊은 관계가 있는 질병은 당뇨병이다.

당뇨병으로 혈당이 높은 상태가 계속되면 백혈구의 기능이 저하되어 염증을 진행시키고 조직이 파괴되기 쉽다. 따라서 당뇨병이 있는 사람은 치주병이 생기지 않도록 해야 하며 또한 치주병이 더 이상 진행되지 않도록 하는 것이 무엇보다 중요하다.

또한 골다공증 환자도 치주병이 많은 것으로 보고되고 있다. 치아나 치아를 지탱하는 치조골도 뼈의 일종이기 때문이다.

그리고 갱년기 여성도 치주병에 걸리기 쉬운 것으로 알려졌다. 이는 뼈의 형성을 촉진하고 뼈의 흡수를 억제하는 작용을 가진 여성 호르몬의 분비량이 감소되기 때문이다.

그 외에 담배를 피우는 사람은 피우지 않는 사람에 비해 치주병에 걸릴 확률이 몇 배나 높은 것으로 알려졌다.

치주병은 전신에 악영향을 미친다

치주병의 영향은 구강 내에만 미치는 것이 아니라 가장 무서운 것은 앞에서도 언급했던 오연성 폐렴이다(p.11 참조). 오연은 음식물이나 타액이 식도가 아닌 기관으로 들어가는 것을 말하는데, 고령자는 음식을 삼킬 때 후두개가 기관을 막는 연하반사가 잘 일어나지 않아 오연을 일으키기 쉽다. 오연된 타액 등에 치주병의 원인균이 포함되어 있으면 폐렴을 일으킬 확률이 높아진다.

그 외에도 치주병이 있는 사람은 허혈성 심질환이나 뇌경색을 일으킬 확률이 높다는 연구도 발표된 바 있다.

또한 잘 씹지 못하기 때문에 위에도 부담을 주어 영양상태도 나빠진다. 더욱이 치주병이 발생하면 치아가 제 위치를 유지하지 못하고 치아에 틈이 생기거나 앞니가 돌출됨으로써 외형이 변화되어 심리적인 면에도 영향을 미치게 된다.

치주병 자기진단 체크리스트

CHECK!

●잇몸에서 피가 나는 경우가 있습니까?

0: 그런 적 없다.
1: 이를 닦거나 사과 같은 단단한 음식을 먹을 때 가끔 난다.
2: 가만히 있어도 피가 난 적이 있다.

●이가 흔들거립니까?

0: 흔들리지 않는다.
1: 최근 흔들리는 느낌이 있다.
2: 흔들려서 음식을 씹을 수가 없다.

●잇몸이 부은 적이 있습니까?

0: 없다.
1: 부은 적이 있다.
2: 부어서 통증을 느끼는 경우가 자주 있다.

●입 냄새 때문에 고민하십니까?

0: 입 냄새가 없다.
1: 사람들에게서 자주 듣는다.
2: 고름이 나오며 스스로도 입 냄새가 난다는 것을 느낀다.

●아침에 일어났을 때 입 속이 상쾌합니까?

0: 상쾌하다.
1: 입 속이 끈적거려 불쾌감이 있다.
2: 턱이 아프기도 하고 고름이 나오는 경우가 많다.

●치아와 치아 사이에 음식물이 낍니까?

0: 끼지 않는다.
1: 가끔 낀다.
2: 자주 끼어서 신경 쓰인다.

각 질문의 점수를 합계하십시오.

합계 … 0점 : 건강합니다.
… 1~6점 : 치주병이 진행중이며, 치료가 필요합니다.
… 7~12점 : 반드시 치료를 받으십시오.

출처 : 〈치아는 평생 친구〉 도쿄의과치과대학대학원교수 石川烈, 도쿄의업건강보험조합

이런 증상이 있으면 구강관리를 수정해야 한다

Oral Cavity Care

일상생활에서 나타나는 사소한 증상을 관찰하면 구강 내의 상태를 알 수 있다.

입을 억지로 벌리는 것은…

간병이 필요한 고령자는 대부분 입 속에 여러 가지 문제를 갖고 있으므로 가급적 빨리 문제를 발견하여 대처하는 것이 무엇보다 중요하다.

그러나 본인이 아프다고 하지 않는 이상 가족들이 이를 발견하기가 쉽지 않다. 본인이 입을 벌려 보여주지 않으면 억지로 입 속을 살펴보기도 어렵다. 입 속은 그 사람의 자존심과도 관련이 있는 부분이기 때문이다.

이상 증세를 알아내는 포인트

입 속을 들여다보지 않아도 주위 사람이 가장 알아채기 쉬운 것이 입 냄새이다. 심한 입 냄새는 구강 내에 번식한 세균이나 음식물 찌꺼기 등에 의해 오염된 것이 원인이 되기 때문이다. 비릿한 냄새나 고름 냄새가 날 때에는 치아우식증이나 치주염을 의심해 볼 수 있다.

먹을 때와 말을 할 때 전과 다른 변화가 있다

구강 내에 문제가 있을 경우 음식을 먹을 때나 말을 할 때에도 변화가 나타난다.

가장 알기 쉬운 것은 음식을 먹을 때 의치가 벗겨지거나 잘 씹지 못하는 것이 대표적인 증상이다.

그 외에는 진한 맛을 좋아하거나 사레걸림이 잦거나 음식을 잘 먹지 않거나 목소리가 작아지거나 말소리가 분명하지 않아지는 등의 증상도 구강 내의 오염과 치아의 문제점이 원인인 경우가 있다.

체력이 저하된 사람도 요주의

뚜렷한 이유 없이 기운이 없거나 하루종일 멍하게 있는 경우가 많아지거나 감기에 걸린 것처럼 느껴지는 사람도 주의해야 한다.

체력이 저하된 상태에서는 음식을 씹거나 다른 사람과 대화를 하는 등의 구강 기능이 발휘되지 않는 경우에는 구강 내의 세균이 증가하기 쉽다.

특히 주의해야 할 것은 이유 없이 열이 자주 나는 사람이다. 이 경우 오연성 폐렴일 가능성이 있다.

고령자의 이 같은 전신 증상 중에는 구강 내의 오염이 원인인 경우를 고려할 수 있다. 이러한 증상이 있다는 것이 느껴지면 서둘러 구강전문가와 상담하도록 한다.

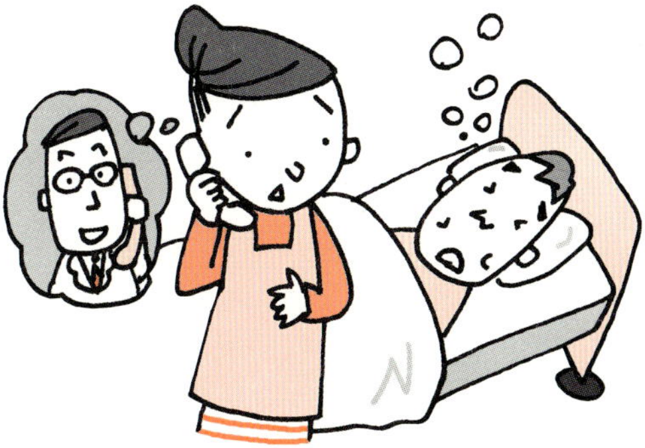

구강관리 수정이 필요한 증상 체크리스트

- ☐ 입 냄새가 심하다.
- ☐ 잇몸에서 피가 자주 난다.
- ☐ 이가 흔들리거나 빠졌다.
- ☐ 의치가 거무스름해졌다.
- ☐ 먹을 때와 말할 때 의치가 잘 벗겨진다.
- ☐ 음식물이나 음료수를 마실 때 사레드는 경우가 많다.
- ☐ 음식을 조금밖에 먹지 못하거나 좋아하는 음식도 잘 먹지 못한다.
- ☐ 진한 맛을 좋아하게 되었다.
- ☐ 열이 자주 난다.
- ☐ 감기에 자주 걸리며 잘 낫지 않는다.
- ☐ 누워 자는 경우가 많아졌다.
- ☐ 표정이 어둡고 밖에 잘 나가려고 하지 않는다.
- ☐ 인지장애 증상이 있다.
- ☐ 당뇨병이 있다.
- ☐ 마비 등 운동장애가 있다.

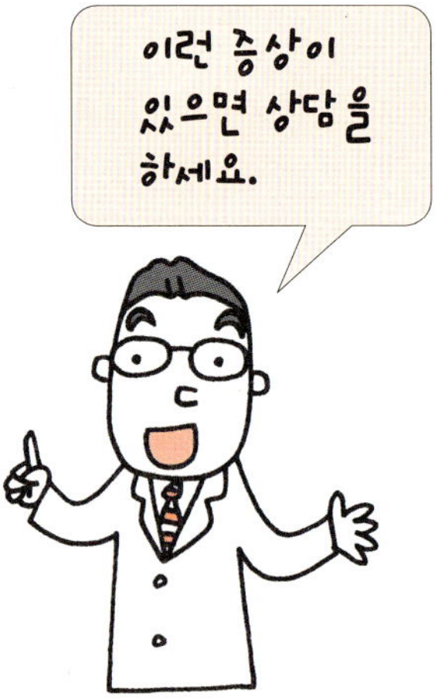

노인장기요양보험 인정 및 신청은 어떻게 해야 하나?

보험료를 납부한 신청자가 국민건강보험공단에 등급판정을 신청하면 국민건강보험공단은 1차적으로 방문조사를 통해 등급판정 및 서비스 이용과 관련된 항목을 조사하며 장기요양등급판정위원회가 2차적으로 최종 등급을 판정한다. 장기요양대상자로 등급판정을 받게 되면 공단은 가입자에게 등급 및 필요한 서비스 종류 및 내용, 월 한도액 등의 내용이 담긴 표준장기요양이용계획서를 통지한다. 장기요양대상자로 선정된 수급권자는 장기요양인정서가 도달한 날부터 장기요양 급여를 받게 되는데 시 · 군 · 구에서 인가를 받은 장기요양기관과 서비스 계약을 하게 되며 장기요양서비스를 이용할 수 있다. 마지막으로 장기요양서비스 사업자는 국민건강보험공단에 서비스 비용을 청구하면 공단은 이를 심사하고 그 비용을 지급한다.

노인장기요양서비스 이용절차

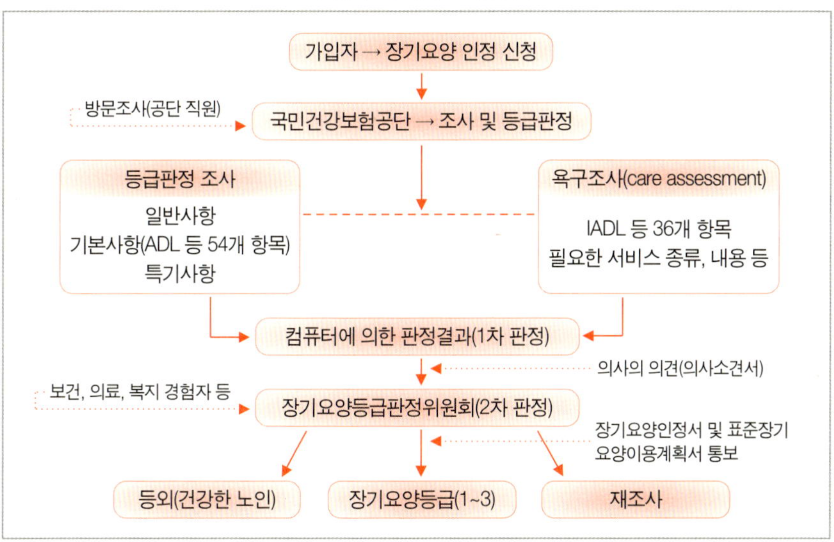

* 장기요양 인정을 신청할 수 있는 대상자
- 65세 이상 노인 또는 노인성 질환을 가진 65세 미만의 국민

제2장

오늘부터 시작하는 구강관리

손쉬운 구강관리의 기본

한꺼번에 많이 먹어두거나 한꺼번에 많이 자두는 것을 할 수 없듯이 이를 닦는 것도 한꺼번에 많이 해둘 수가 없으므로 매일매일 빠뜨리지 말고 꾸준히 해야 구강 건강을 지킬 수 있다.

그러기 위해서는 동기 부여를 위한 치아에 대한 기본적인 지식과 구강관리의 핵심을 알아둘 필요가 있다. 입 속을 잘 관찰해보고 오늘부터 바로 구강관리를 시작해보자.

구강관리의 첫 걸음은 구강 검진부터

Oral Cavity Care

구강 검진을 받아 입 속의 상태를 파악하자.

구강 검진을 계기로

구강관리의 목적은 치아우식증이나 치주병 또는 입 냄새를 예방하는 것뿐만이 아니라 생활의 리듬을 만들어, 먹거나 말하는 기능을 잘 유지하고 삶의 질(QOL)을 향상시키는데 더 큰 목적이 있다.

하지만 막상 구강관리를 시작하겠다고 마음먹어도 어떤 계기가 없으면 좀처럼 실천하기가 쉽지 않다.

치과 검진은 구강 건강에 대한 관심을 높일 수 있기 때문에 구강관리를 시작할 수 있는 가장 좋은 계기가 된다.

구강 검진의 이점

적과 싸우려면 먼저 적을 알아야 한다는 말이 있듯이, 구강관리를 시작하기 위해서는 먼저 입 속의 상태를 아는 것부터 시작해야 한다.

겉보기에는 조금 지저분한 상태처럼 보이는 경우에도 실제로는 치료를 요하는 경우가 있다. 치과의사는 전문적인 입장에서 현재 구강관리의 문제점이 무엇인지 파악하고 이를 위해 무엇을 어떻게 해야 할지를 적절히 지도해 줄 것이다.

또한 구강 건강은 치료 또는 구강관리만 하는 경우보다는 치료와 구강관리가 함께 이루어져야 한다.

구강 검진을 받으려면

그러면 구강 검진을 어떻게 받으면 좋을까? 통원이 가능한 경우라면 다니기 편한 가까운 치과병원에서 검진을 받으면 되지만 몸이 불편해서 통원이 어려운 경우가 문제이다.

노인장기요양보험서비스를 이용하고 있다면 우선 사회복지사와 상담하도록 한다. 그리고 지방자치단체에 따라 지역보건 · 노인구강보건사업의 일환으로 고령자를 대상으로 구강 검진을 하고 있으니 이를 이용하도록 한다.

또한 보건소에서 치과의사나 치과위생사를 자택으로 파견해 주는 경우도 있으므로 문의해 본다.

특히 최근 1~2년 사이에 구강 검진을 받은 적이 없는 사람이라면 반드시 검진을 받을 것을 권한다.

자택에서 구강 검진을 받고 싶다면

- 사회복지사나 간호사와 상담한다.
- 지정진료기관에 방문 진료를 할 수 있는지 문의한다.
- 관할 치과의사회에 문의한다.
- 보건소 방문보건사업팀에 문의한다.

Point

구강 검진으로 입 속의 건강상태에 관심을 가지는 것이 구강관리의 첫걸음이다.

COLUMN

치과 치료비와 오연성 폐렴 치료비 중 어느 것이 더 클까?

치과 치료비가 비싸다는 인식을 가진 사람이 많지만, 이는 건강보험이 적용되지 않는 보철 치료를 받는 경우에 해당된다.

실제로는 치과 치료를 받아 치아를 잘 관리하면 제1장에서도 언급했듯이 전신질환에 걸릴 확률이 낮아 의료비도 덜 든다.

일본 효고현의 치과의사회에서 조사한 바에 따르면 70세 이상의 노인 중 치아가 20개 이하인 사람은 20개 이상 남아 있는 사람에 비해 의료비가 30%나 높다는 자료가 발표되었다.

어느 쪽이 현명한 방법일까?

구강관리의 기본은 치아와 잇몸의 잇솔질

Oral Cavity Care

입 속의 청결은 잇솔질이 기본이다. 올바른 잇솔질의 핵심을 지켜 매일 계속하자.

올바른 잇솔질이 기본

구강관리의 기본은 구강청결로써, 즉 치아와 잇몸을 잇솔질하는 것이다. 잇솔질의 목적은 다음과 같은 두 가지를 들 수 있다.

① 입 속에 남아 있던 음식물 찌꺼기나 프라그를 깨끗하게 닦아내어 세균 번식을 억제하여 치석이 생기지 않도록 한다.

② 칫솔로 잇몸을 마사지하듯이 닦아 잇몸에 혈액 순환을 좋게 한다.

잇솔질은 치아만 닦는 것이 아니므로 치아가 있는 사람뿐만 아니라 치아가 하나도 없는 사람이라도 잇솔질을 계속하는 것이 중요하다.

하려고는 하지만 잘 되지 않는다

매일 잇솔질을 거르지 않고 잘 하는 사람도 치아우식증이나 치주병이 생기고 입 냄새가 심한 사람이 있다. 그 이유가 무엇일까? 그런 사람들의 대부분은 잇솔질을 하긴 하지만 제대로 하지 않기 때문이다.

가장 많은 예가 잇솔질을 좌우로 하거나 대강 슥슥 닦는 경우이다. 닦았다는 만족감은 얻을지 모르지만 실제로는 치아에 칫솔이 닿기만 할 뿐 구석구석 오염이 제거되지 않는다는 것이다.

이런 식으로 오랫동안 계속하면 표면의 에나멜질만 마모되어 치아가 쐐기처럼 뾰족하게 파일 뿐이다. 마모된 부분은 약해지기 마련이며 치아우식증이 생기기도 쉽다.

올바른 잇솔질의 핵심

오염을 남기지 않고 깨끗하게 잇솔질을 하기 위해서는 몇 가지 핵심을 지켜야 한다.

① 스스로 치아의 어느 부위가 지저분해지는지 알아야 한다.

입 속에서 어느 부분이 잘 지저분해지는지는 치열이나 치아의 건강상태에 따라 다르다. 치열이 들쑥날쑥한 곳, 치아와 치아 사이에 틈이 있는 곳, 치료를 받아 금속을 씌운 곳, 치아우식증이 있는 곳 등은 특히 오염이 생기기 쉬우므로 그 부분은 더욱 신경을 써서 잇솔질을 해야 한다.

② 취침 전 잇솔질은 더욱 신경써서 한다.

잇솔질은 매 식사 후와 잠자기 전을 포함하여 하루에 총 4회 하는 것이 이상적이다. 하지만 생활 습관이나 몸 상태에 따라 이대로 실천하기가 어렵다. 적어도 잠자기 전에 하는 잇솔질만큼은 꼼꼼하게 신경을 써서 하는 것이 가장 중요하다. 이는 수면 중에는 타액 분비량이 적어 세균이 번식하기 쉽기 때문이다.

③ 프라그는 칫솔 끝부분으로 떼어낸다.

음식물 찌꺼기는 잇솔질을 하면 웬만큼 잘 떨어지지만 끈적끈적한 프라그는 잇솔질을 제대로 하지 않으면 잘 떨어지지 않는다. 프라그를 제거하는데 힘을 줄 필요는 없다. 힘이 약하더라도 칫솔 끝부분을 이용해서 잘 닦아내면 작은 틈새까지 들어가 프라그를 깨끗하게 제거할 수 있다.

치아의 오염되기 쉬운 부분

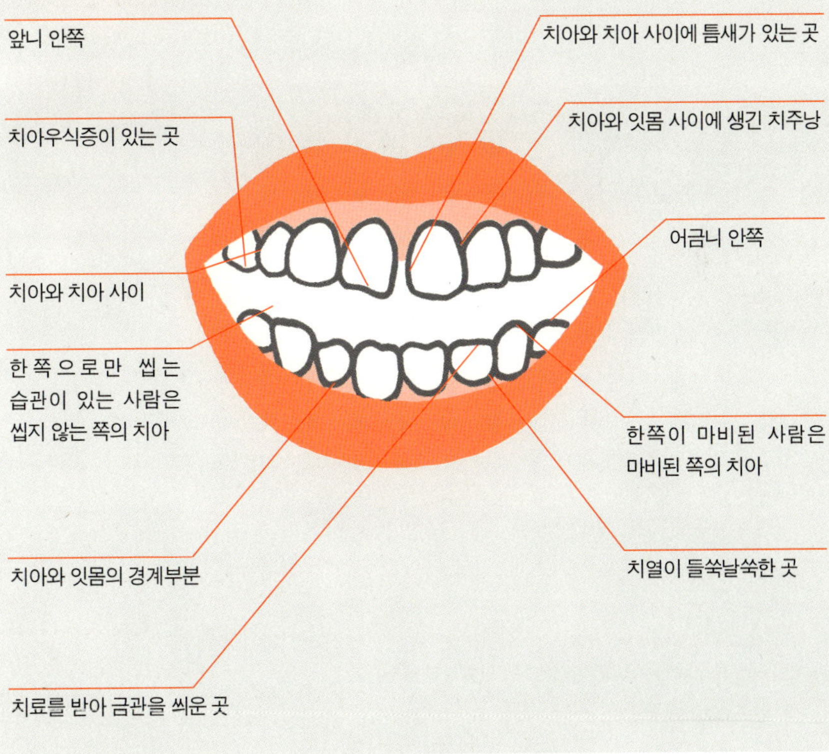

잇솔질 순서를 정해 빠짐없이 한다

잇솔질을 하는 순서가 특별히 정해져 있는 것은 아니지만 일반적으로 잘 더러워지는 부분부터 먼저 하면 빠짐없이 꼼꼼히 할 수 있다.

앞니보다는 어금니부터, 치아 표면보다는 안쪽부터, 오른손잡이일 경우 왼쪽보다는 오른쪽부터 하고, 왼손잡이일 경우 오른쪽보다는 왼쪽부터 하는 것이 좋다.

칫솔 사용법

칫솔 닿는 방향

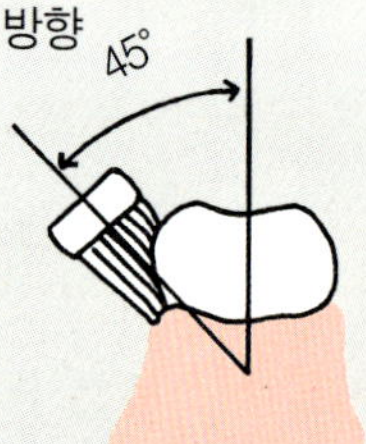

칫솔은 치아와 잇몸 사이에 45도 각도로 닿게 한다(챠터스법에서는 90도로 닿게 한다).

움직이는 방향의 기본

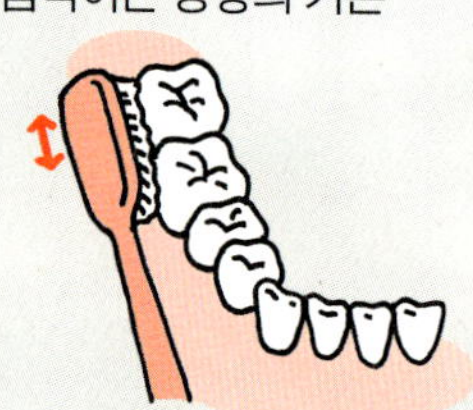

2~3mm 폭으로 짧게 20회 정도 문지른다.

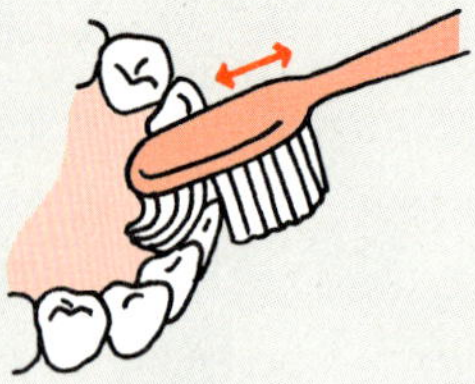

앞니 안쪽은 칫솔 끝부분을 이용해 하나하나 세로로 20회 정도 문지른다.

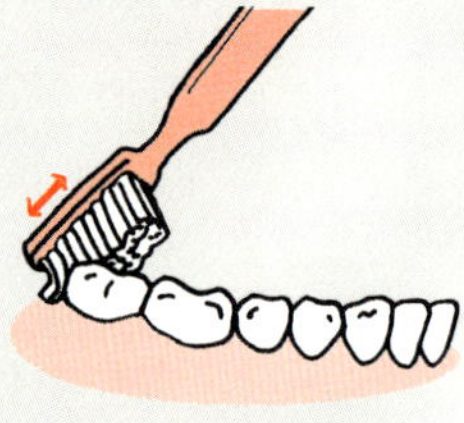

어금니 안쪽은 칫솔 끝을 치아 뒤로 가게 하여 문지른다.

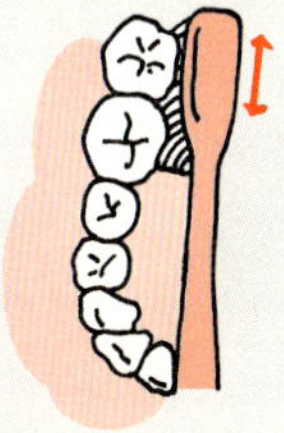

어금니 안쪽은 칫솔을 치아와 잇몸 사이에 45도 각도로 닿게 하여 짧게 20회 정도 문지른다.

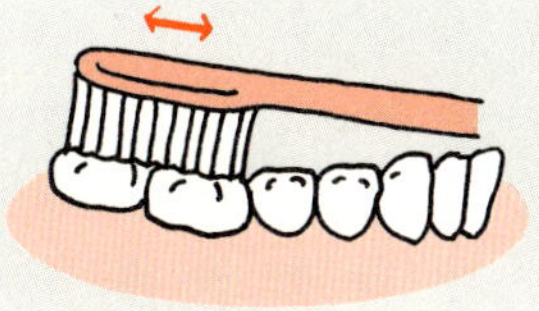

어금니의 틈은 칫솔 끝부분을 틈새에 잘 닿게 하여 문지른다.

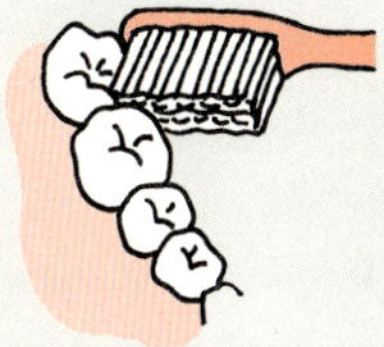

치아와 치아의 틈새는 칫솔 끝부분이 닿게 하여 꼼꼼하게 문지른다.

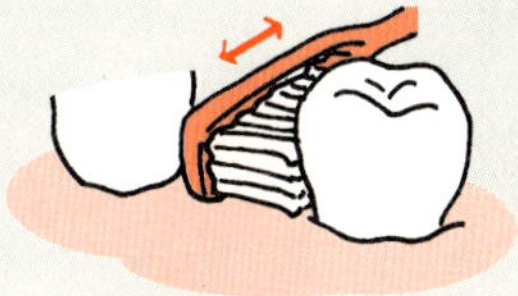

따로 떨어져 있는 치아는 치아 주위를 꼼꼼하게 잇솔질한다.

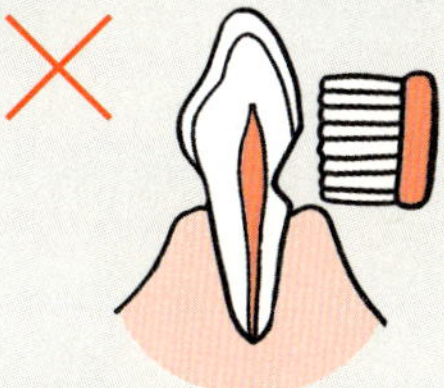

가로로 크게 슥슥 문지르면 치아가 마모되어 쐐기처럼 뾰족하게 파이는 결손이 생긴다.

※ **칫솔 선택 방법은 p.117 참조**

Point

칫솔을 문지르는 방법은 짧고 가볍게! 힘을 주지 않도록 주의한다!

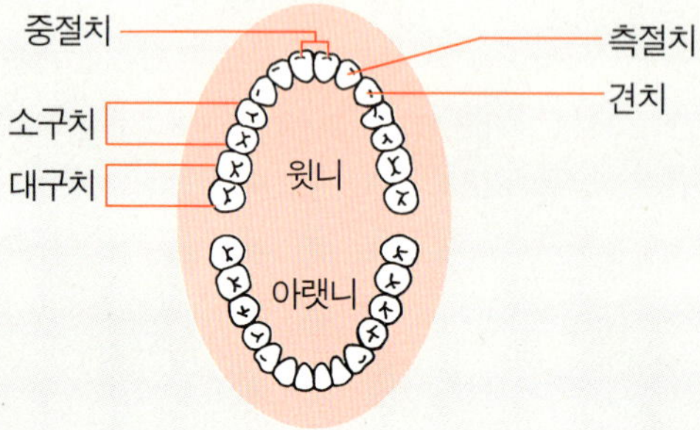

치아의 명칭

치아와 치아 사이의 프라그는 치간 잇솔로 제거한다

치아와 치아 사이의 오염은 잇솔질만으로는 잘 떨어지지 않으므로 치간 잇솔을 사용하여 제거한다. 치간 잇솔은 적합한 크기의 것을 사용하지 않으면 치아와 잇몸을 손상시키므로 주의가 필요하다.

부위에 따라 치아의 틈이 다르므로 처음에는 여러 사이즈가 세트로 된 것을 구입하여 사용해 보고 맞는 사이즈를 선택하면 된다. 선택이 어려운 경우는 구강전문의에게 협조를 요청한다.

인공치아 매식부위는 특히 오염이 되기 쉬우므로 치간 잇솔을 사용해 꼼꼼하게 제거해낸다. 류머티스 등으로 잡기가 힘든 사람은 칫솔과 마찬가지로 손잡이 부분을 고려할 필요가 있다(p.95 참조).

치간 잇솔 사용법

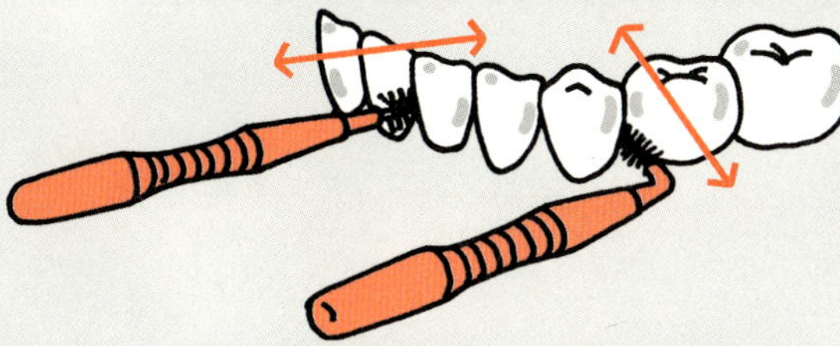

치아와 치아 사이에 끝부분부터 끼워 넣어 천천히 앞뒤로 움직인다. 사이즈가 맞지 않으면 치아와 잇몸을 손상시키게 되므로 주의한다.

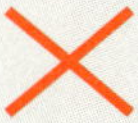

회전시키지 말 것

프라그가 생기기 쉬운 곳

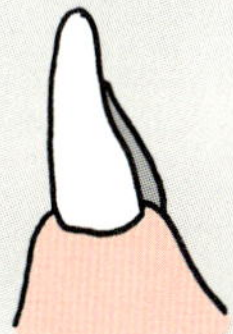

앞니 안쪽

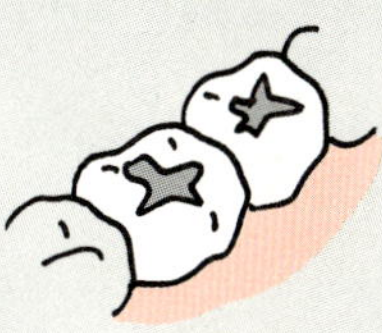

씹는 면 부분의 움푹한 곳

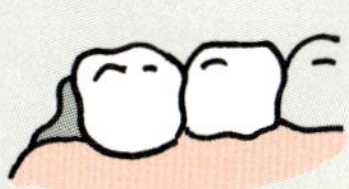

맨 뒤쪽 어금니의 후방

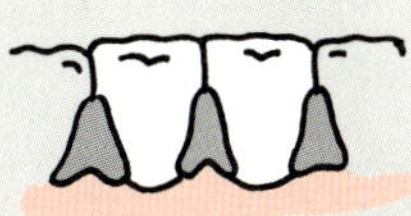

치아와 치아 사이

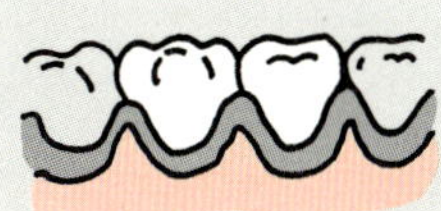

치아와 잇몸의 경계

구강관리를 할 때의 자세

고령자의 상태에 따라 오연을 방지하고 움직이기 편한 자세를 취한다.

준비물(필요에 따라 준비한다)
칫솔, 치간 잇솔, 혀 클리너, 주전자 같은 대롱이 있는 물그릇, 컵, 빈 그릇, 개구용 도구, 타올, 면봉, 거즈, 치약, 비닐장갑 등

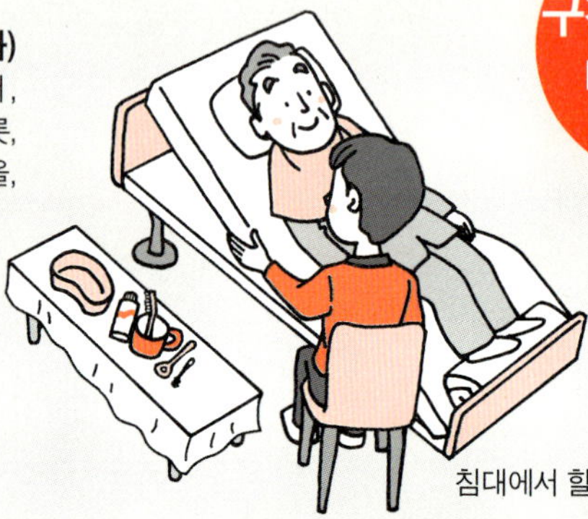

침대에서 할 경우의 기본 자세

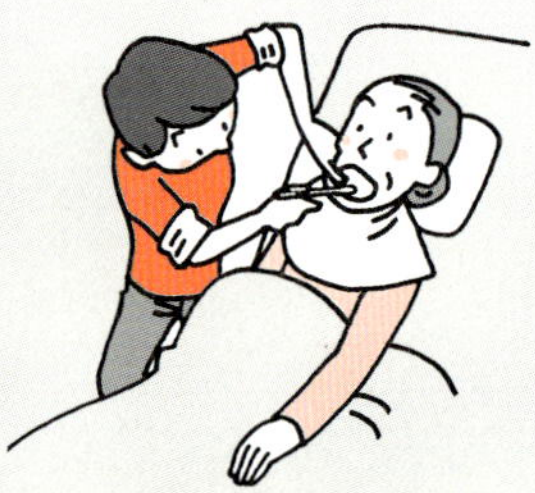

침대에 눕히고 옆에서 해주는 경우

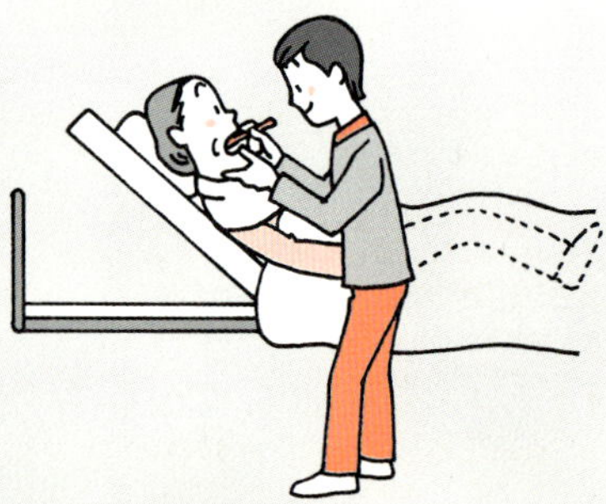

침대에 눕히고 앞에서 해주는 경우

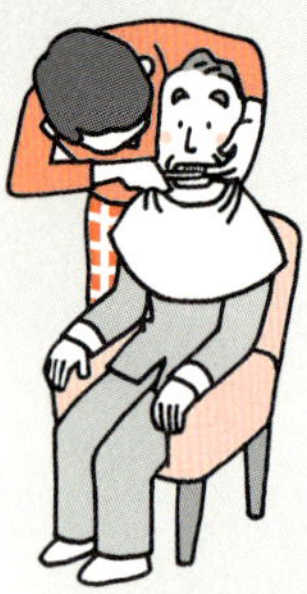

의자에 앉히고 뒤에서 해주는 경우

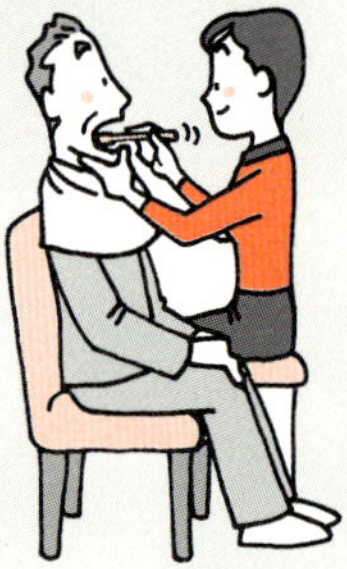

의자에 앉히고 앞에서 해주는 경우

입천장과 혀 청결도 빠뜨리지 말고 한다

Oral Cavity Care

구강 내에서 큰 면적을 차지하는 입천장과 혀. 이곳이 더러우면 입 냄새의 원인이 된다.

세균이 득실, 입 냄새의 원인

구강관리를 할 때 빠뜨리기 쉬운 곳이 입천장과 혀의 청결이다. 혀에는 탈락상피와 세균이 부착하기 쉬워 입 냄새의 원인이 되기도 한다.

보통은 음식을 먹거나 말을 할 때 혀가 움직여 어느 정도의 오염은 떨어진다. 하지만 혀의 움직임이 저하된 고령자는 오염물이 붙어 있는 상태가 계속되고 혀와 접하는 입천장도 함께 오염되기 쉽다.

청결 방법은 간단

입천장과 혀를 청결하게 하는 방법은 매우 간단하다. 칫솔로 혀바닥을 목구멍 쪽부터 앞쪽으로 10번 정도 문지른다. 너무 많이 문지르지 말고 한번에 말끔하게 하려고 하는 것보다 매일 조금씩 하는 것이 좋다.

혀의 경우에는 전용 혀 클리너를 사용해도 좋다.

입 속이 건조한 사람의 경우는 미리 입 속에 약간의 물을 넣어 촉촉하게 한다.

건조한 상태로 잇솔질을 하면 오염물이 잘 떨어지지 않을 뿐만 아니라 혀와 점막을 손상시킬 우려가 있다.

컨디션이 좋지 않을 때에는 이것만이라도 하자

몸 상태가 좋지 않을 때나 잇솔질을 하는 데 시간을 들이고 싶지 않을 때에는 최소한 입천장과 혀만이라도 잇솔질을 하도록 하자. 칫솔이 치아에 닿기 때문에 간단하게나마 치아가 청결하게 된다.

Point

입천장과 혀는 적당히 촉촉하게 한 후 가볍고 부드럽게 닦아준다.

혀를 청결하게하는 방법

여러 가지 형태의 혀 클리너와 점막용 브러시가 있다.

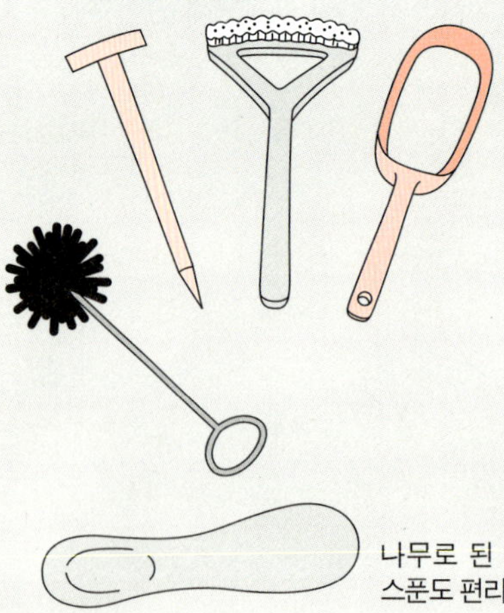

나무로 된 아이스크림 스푼도 편리하다.

부드러운 칫솔이나 혀 클리너로 목구멍 쪽부터 앞쪽으로 닦아낸다.

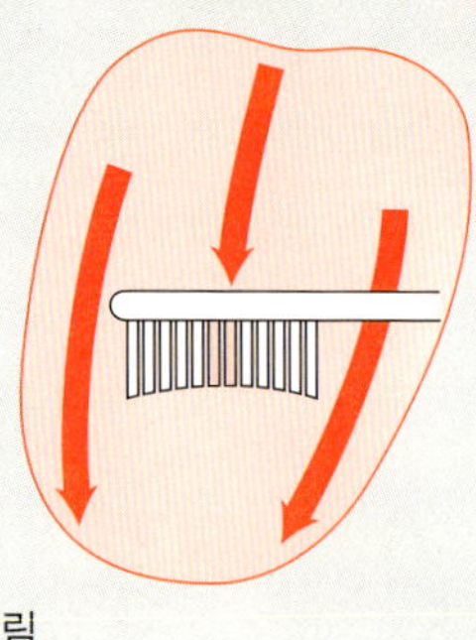

※ 더 많은 도구에 대해서는 p.112~113 참조

COLUMN

혀의 이상 증세

고령자에게서 많이 볼 수 있는 설태는 사상유두가 뻗어 그 위에 세균이 번식한 것이다. 하얗게 또는 거무스름하게 혀 전체에 이끼 같은 것이 덮여 있으며 심한 경우에는 맛을 전혀 느끼지 못하기도 한다.

이끼 같은 것 위에 하얗게 뭉친 것이 곳곳에 붙어 있으면 칸디다증이 의심된다. 칸디다라는 진균이 혀 점막에서 번식한 것으로 보통 거즈로 닦아내면 깨끗해진다.

부분적으로 설태 같은 오염이 있는 경우는 간혹 설암일 가능성이 있다. 어떤 경우라도 선불리 판단하지 말고 치과의사와 상담하도록 하자.

가글로 입 안을 상쾌하게 한다

Oral Cavity Care

잇솔질을 하기 전 · 후나 잇솔질을 할 수 없는 경우는 가글을 하여 입 안을 씻어낸다.

목으로 하는 가글과 볼로 하는 가글

가글이라고 하면 목을 뒤로 젖히고 목으로 소리를 내며 하는 것을 생각할지 모르지만 이는 목의 세균이나 바이러스를 제거하기 위한 양치질이다.

이에 반해 구강관리를 위한 가글은 볼을 부풀려 움직이면서 오글오글 소리를 내며 하는 것이다. 고령자의 경우 목을 젖히고 하는 가글은 피하도록 한다. 잘못해서 기관으로 들어가거나(오연), 삼켜버리는 경우가 있기 때문이다.

잇솔질을 마치면 입에 물을 머금고 오글오글 소리를 내며 잘 헹궈내도록 한다.

가글이 가능한 사람의 조건

입 안에 물을 넣고 헹궈도 되는 사람과 그렇게 하면 안 되는 사람이 있다. 입 안 양치가 가능한 사람은 다음과 같다.

① 의식이 분명하게 있는 사람

② 입을 다문 상태로 있을 수 있는 사람
③ 혀나 볼을 움직일 수 있는 사람
④ 물을 뱉어낼 수 있는 사람
무리하게 하면 오연될 가능성이 있으므로 주의해야 한다.

볼 근육도 훈련된다

가글을 하면 가장 좋은 점은 상쾌감을 얻을 수 있다는 것이다. 구강 내의 프라그까지는 제거할 수 없지만 큰 음식물 찌꺼기는 씻어낼 수 있기 때문에 매우 상쾌하다.

건강한 사람은 잇솔질을 하기 전에 가글을 먼저 하고 잇솔질을 하고 나서 다시 가글을 하면 더욱 좋지만 잇솔질 후에만 해도 괜찮다.

또한 입을 다문 상태로 볼을 움직이게 되기 때문에 볼 근육도 많이 훈련되는 장점이 있다.

안전하게 가글하는 방법

가글을 할 때 가장 주의해야 할 것이 오연이다. 오연을 방지하기 위해서는 다음과 같은 점에 주의해야 한다.

① 자세에 주의한다.
가글을 할 때의 자세는 상체를 똑바로 하거나 조금 앞으로 굽혀서 한다. 상체가 뒤로 젖혀지면 오연될 수 있다.

② 물의 양에 주의한다.
입에 머금을 물은 미지근한 온수나 시원한 차로 하고, 이때 양이 너무 많지

않도록 한다. 잘못해서 가글액을 마셔도 해롭지는 않지만 만약을 위해 약간 희석해서 사용해도 된다.

③ 천천히 편하게

가글할 때는 편안한 마음으로 하게 한다. 천천히 자신의 평소 방식대로 하면 된다.

Point

가글은 상반신을 앞으로 약간 굽히고 천천히 오글오글 소리를 내면서 하다가 뱉어낸다.

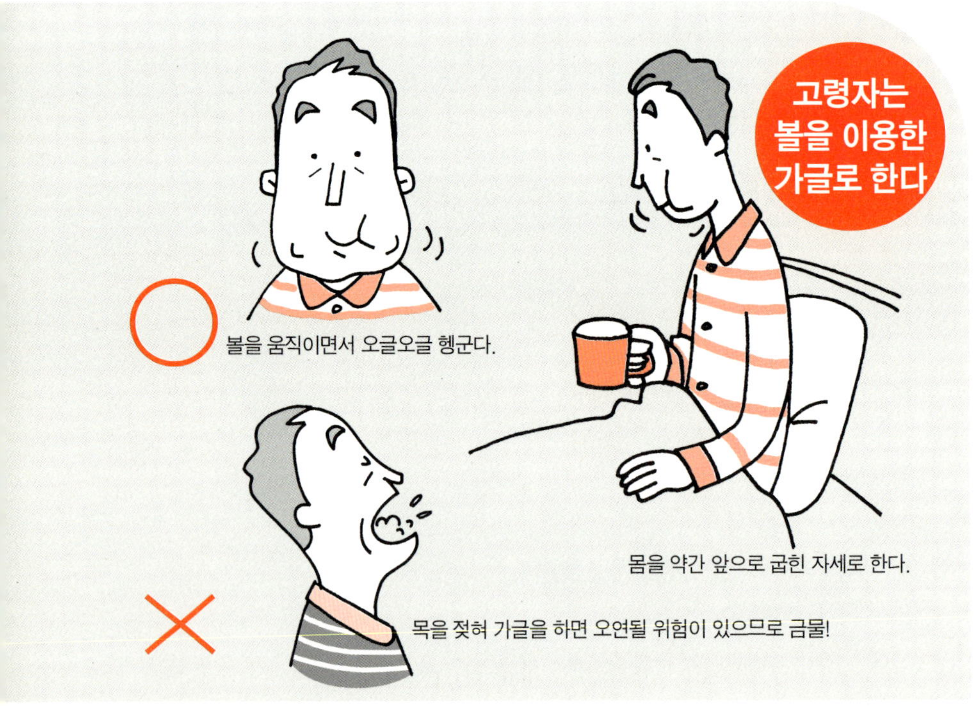
고령자는 볼을 이용한 가글로 한다
볼을 움직이면서 오글오글 헹군다.
몸을 약간 앞으로 굽힌 자세로 한다.
목을 젖혀 가글을 하면 오연될 위험이 있으므로 금물!

가글이 불가능한 사람은 물로 씻어내거나 천으로 닦아낸다

Oral Cavity Care

가글이 불가능한 사람은 입 속에 물을 부으며 씻어내거나 치아 표면을 닦아낸다.

가글이 불가능한 사람이란?

가글은 의식이 저하된 사람이나 한쪽이 마비되는 등의 감각 장애, 운동 장애가 심한 사람은 오연을 일으키기 쉬우므로 피하는 것이 좋다.

또한 자리를 보전하고 누워있는 사람은 상반신을 일으키기 어려우므로 가글을 할 수가 없다.

물로 씻어내는 방법

잇솔질을 해서 아무리 치아와 혀를 깨끗하게 닦아도 물로 헹궈내지 않으면 입 속에 오염물이 남아있게 된다.

가글이 불가능한 사람은 물을 흘려보내서라도 오염물을 씻어낸다. 이때 잘못해서 오연을 하지 않도록 물은 조금씩만 붓는다.

앉아 있을 수 있는 사람은 몸을 앞으로 약간 굽혀서 물이 목구멍으로 넘어가지 않도록 자세를 취한다.

앉아 있을 수 없는 사람은 옆으로 눕게 하거나 똑바로 눕힌 후 얼굴만 옆으로 향하게 하면 된다(p.89 참조).

물로 씻어내는 방법

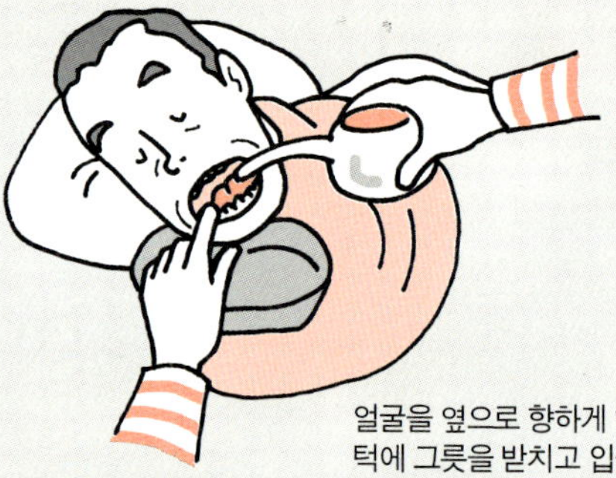

얼굴을 옆으로 향하게 하고 젖어도 상관없는 타올을 깐 후 턱에 그릇을 받치고 입을 벌린 다음 물을 부으며 씻어낸다.

주 의 추운 계절에는 미지근한 온수로 할 것

Point

이를 닦아낼 때 사용되는 구강위생용품을 적셔서 사용한다. 마른 상태로 닦으면 입 안이 건조하여 상처가 생길 우려가 있다.

천으로 닦아내는 방법

치아나 잇몸을 닦을 때에는 물에 적신 거즈를 손가락이나 나무젓가락 끝에 감아서 치아 표면을 문지른다.

거즈는 결이 촘촘하지 않아서 웬만한 더러운 것이나 프라그를 닦아낼 수 있다. 치아와 치아 사이 같은 틈새는 면봉이나 치간 잇솔을 사용하는 것이 좋다.

환자 스스로 할 수 있는 경우는 나무젓가락에 거즈를 감아서 하거나 스펀지로 된 구강위생 용품을 사용하면 편리하다(p.114 참조).

치아와 잇몸 닦는 법

손가락이나 나무젓가락에 거즈를 감고 적신 다음에 닦아낸다.

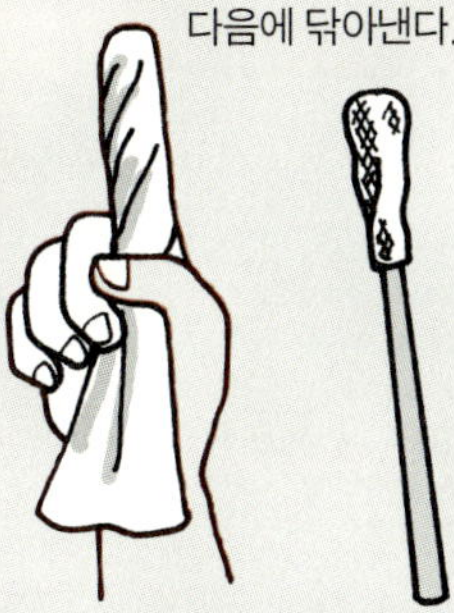

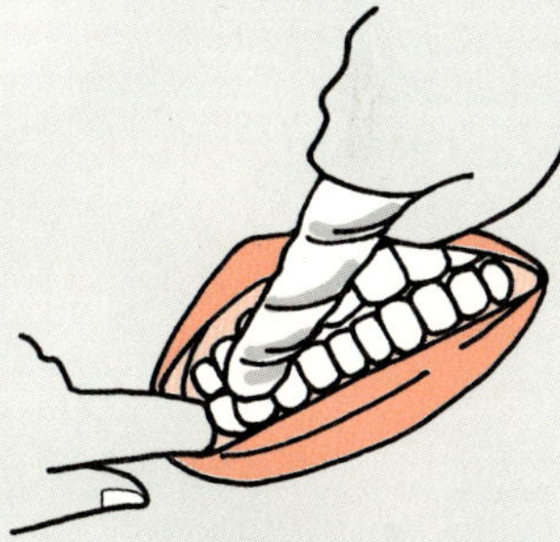

입을 벌리지 못하는 경우는 검지손가락으로 입을 벌리거나 개구용 용구를 사용해서 벌린다. 치아 안쪽을 닦을 때 깨물 우려가 있는 경우는 나무젓가락을 여러 개 묶어서 어금니 주위에 넣고 하면 깨물지 못하게 된다.

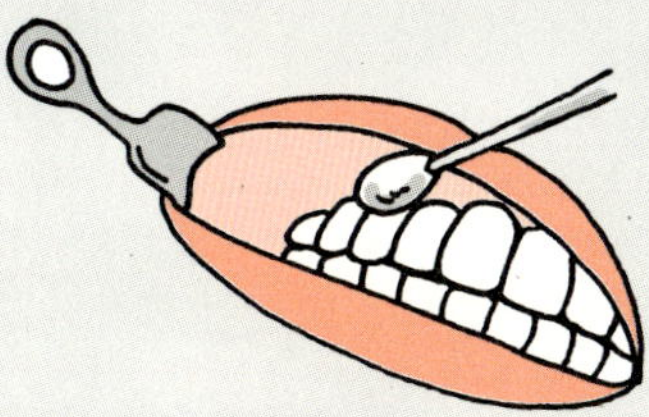

치아와 잇몸의 경계는 작은 면봉으로 닦아낸다.

※ 닦는 부분은 p.75 참조

의치는 세균의 온상이므로 철저히 관리한다

Oral Cavity Care

의치를 잘 사용하기 위해서는 매일 꼼꼼한 관리와 3일에 한 번 잘 세정하는 것이 기본이다.

가능하면 매 식후 관리한다

의치는 겉보기에는 깨끗하게 보여도 사실은 세균이 득실득실 붙어 있다. 인공치아이기 때문에 치아우식증이 일어날 일은 없지만 더러운 상태로 두면 거무스름해지거나 역한 냄새가 난다.

식후에 매번 닦는 것이 가장 이상적이긴 하지만 여건이 어렵다면 잠자기 전에 한 번 꼼꼼히 닦도록 한다.

오염이 붙기 쉬운 곳

의치는 총의치와 부분의치가 있다. 총의치의 경우 오염되기 쉬운 곳은 보통 치아와 마찬가지로 치아와 치아 사이이다. 그리고 잇몸과 밀착되는 안쪽 부분도 오염되기 쉬우므로 주의한다.

부분의치의 경우는 사람에 따라 크기와 형태가 다르고 복잡한 형태로 되어 있기 때문에 총의치보다 더 오염되기 쉽다. 특히 금속으로 된 부분은 관리하는 것을 잊기 쉬우므로 주의한다.

의치 닦는 법

의치는 레진이라는 재질로 만들어져 있으므로 청결하게 하기 위해 끓는 물에 소독하거나 표백제를 사용해서는 안 된다.

식후마다 치약을 사용하지 말고 의치 전용 칫솔로 닦고, 2~3일에 한번 의치세정제를 사용하면 더욱 청결해진다(p.71 참조).

자기 전에는 씻어놓은 의치를 물에 담가 보관하는데 물을 매일 바꿔주어 청결을 유지하도록 한다.

Point

의치의 오염은 세정제로 제거하거나 흐르는 물에 의치용 칫솔을 이용해 닦으면 쉽게 닦을 수 있다.

의치 관리

매일 하는 관리

의치를 떨어뜨려 파손되거나 배수구에 떠내려가는 것을 막기 위해 통(대야)을 놓고 의치용 칫솔로 닦는다. 이때 치약은 사용하지 않는다.

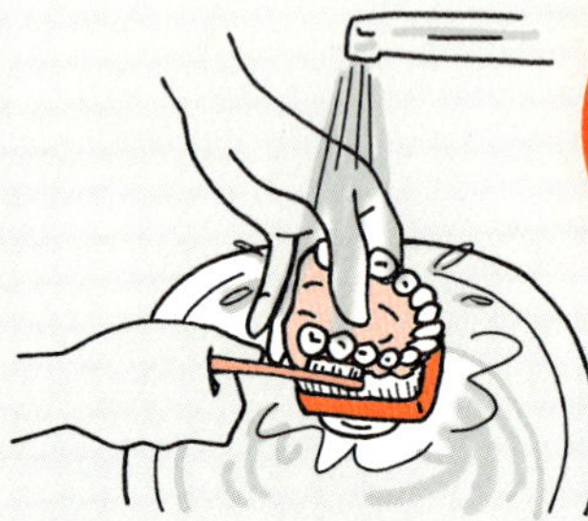

3일에 한 번은 간단히 세정

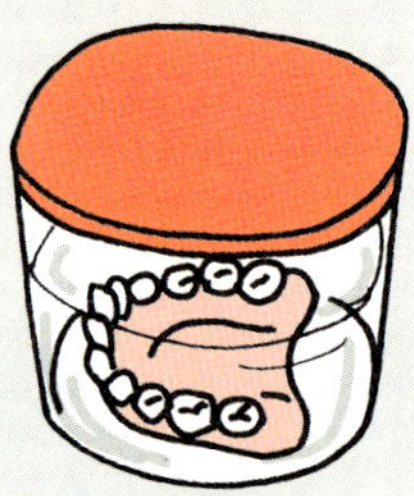

❶ 의치를 흐르는 물에 깨끗하게 씻어내 음식물 찌꺼기 등을 제거한 후 의치세정제 용액에 담그어 오염물을 제거한다.

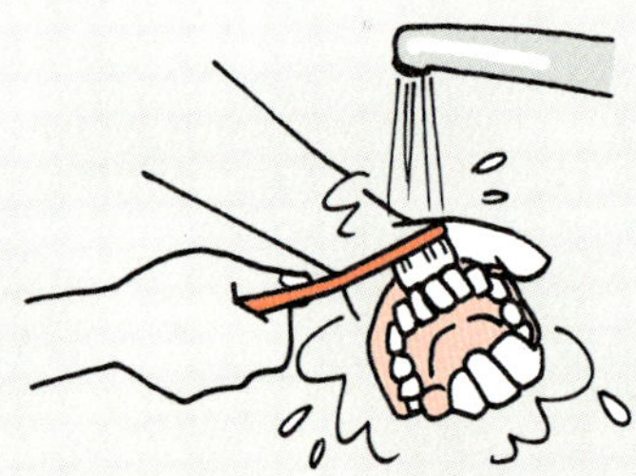

❷ 의치용 칫솔로 문지르며 흐르는 물로 세정제와 오염물을 씻어낸다.

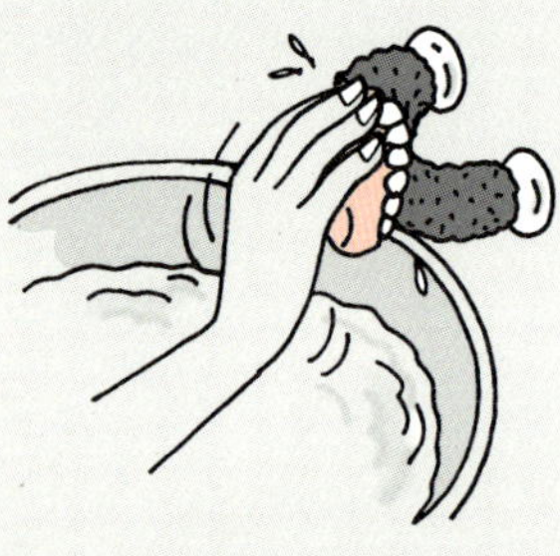

흡반이 달린 브러시를 사용하면 한쪽이 마비된 사람도 마비되지 않은 쪽 손으로 씻을 수 있다.

✕ 주의! 이것만은 금물

열탕을 하거나 표백제를 바른다
↓
변색이나 변형의 원인

건조시킨다
↓
변형의 원인

의치를 빼낸 후의 입 안 관리가 중요

Oral Cavity Care

의치를 아무리 깨끗하게 닦았어도 잇몸이나 혀가 지저분하면 아무 의미가 없다.

남은 치아마저 잃지 않기 위해서는

부분의치를 끼는 사람은 의치를 제거한 후 치아와 잇몸을 닦아준다. 치아가 드문드문 있는 사람은 하나하나 꼼꼼하게 닦도록 한다. 특히 의치의 금속 부분이 걸치게 되는 치아에는 오염이 되기 쉬우므로 더욱 꼼꼼하게 닦는다.

치아를 더 이상 잃지 않기 위해서도 반드시 꾸준히 한다.

치아가 하나도 없어도 닦아야 한다

치아가 하나도 남아 있지 않은 경우라도 닦아야 한다. 의치가 접해 있는 잇몸에는 음식물 찌꺼기나 세균이 부착되어 있다. 그 상태로 방치하면 염증이나 구내염의 원인이 된다. 브러싱을 하면 잇몸의 오염이 깨끗하게 될 뿐 아니라 마사지 효과가 있어 잇몸의 혈액순환이 좋아진다.

잠을 잘 때에는 의치를 제거하여 잇몸을 쉬게 한다

잠을 잘 때에도 의치를 착용하는 사람들이 가끔 있지만 이것은 잇몸에 좋지 않은 습관이다. 의치가 걸쳐지는 잇몸에는 많은 부담이 가해지며 특히 바닥면적이 좁은 의치는 한 곳에 큰 힘이 가해지기 때문에 혈액순환이 좋지 않으므로 잠을 자는 동안만큼은 잇몸을 쉬게 하는 것이 좋다.

또한 크기가 작은 부분의치는 잠을 자는 동안 실수로 빠져서 목에 걸리거나 질식 사고를 일으킬 수도 있으므로 의치는 반드시 빼고 잠을 자도록 한다.

Point

잇몸도 잇솔질을 하여 마사지한다. 밤에는 의치를 빼서 잇몸을 쉬게 하면 혈액순환이 좋아진다.

올바른 의치 탈착법

끼우는 방법

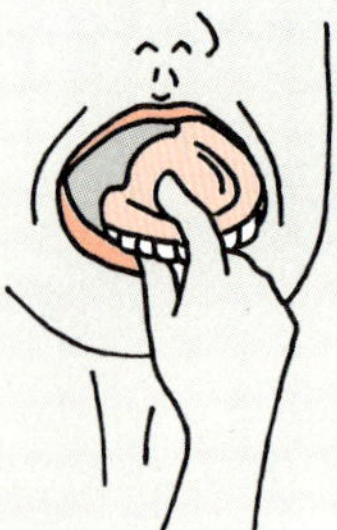

❶ 의치를 물에 적신다.
❷ 총의치의 경우 상악부터 앞으로, 검지와 엄지로 중앙을 받치면서 의치를 비스듬히 해서 끼운다.
❸ 아래쪽 의치는 검지로 붙잡고 천천히 장착한다.

빼내는 방법

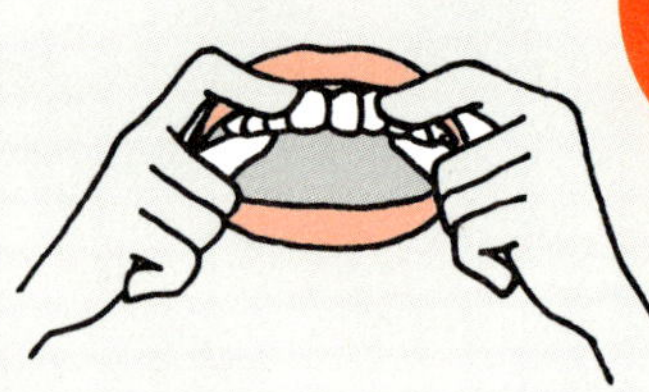

❶ 아래쪽 의치부터 빼낸다. 의치 끝을 잡아 당겨서 빼낸다.
❷ 위쪽 의치도 양끝을 잡고 가만히 내리면 빠진다. 이때 의치 끝부분에 공기가 들어가게 하면 빼내기 쉽다.

COLUMN

의치 세정제를 선택할 때는 표시성분을 잘 확인한다

의치 세정제는 크게 3가지 형태가 있으며 각각의 특징이 다르므로 용도에 따라 잘 선택하여 사용해야 한다.

특히 표시성분 중 주의해야 할 것이 담가 놓는 시간이다. 지정된 시간을 초과하여 담가 놓으면 변색되는 경우가 있으므로 주의한다.

① 발포 타입

일반적인 오염 제거에 적합하다. 거품과 과산화수소로 오염을 제거한다. 칸디다 등의 미생물에는 효과가 약하다.

② 산소계

산소력으로 미생물을 깨끗하게 없애준다. 하지만 담뱃진이나 찻물 등에는 별로 효과가 없다.

③ 차아염소산계

강한 살균작용이 있지만 오래 담가 두면 의치의 금속 부분과 플라스틱이 변색되는 경우가 있다.

체크! 당신의 의치는 적합한가?

Oral Cavity Care

의치가 불편하다고 느껴지면 참지 말고 의사와 상담을 하도록 한다.

의치가 맞지 않는다고 느껴지면

의치를 끼고 있는 사람들 중에는 의치가 자신에게 맞지 않는다고 생각하는 사람이 반 이상이나 된다고 한다. 정도의 차이는 있겠지만 대부분의 사람들이 그냥 참거나 포기하고 사용하는 것이다. 그 중에는 상담받은 의사로부터 곧 익숙해질 거라는 대답만 들었을 뿐 아무 대처도 해주지 않는 경우도 있다고 한다.

하지만 불편한 의치는 백해무익할 뿐이다. 조금이라도 불편함이 느껴진다면 지체 없이 치과의사와 상담하여 조정을 받도록 한다.

의치안정제에 대해서

의치안정제는 크게 2종류로 나뉜다. 하나는 의치를 달라붙게 하는 타입이고, 다른 하나는 의치와 잇몸의 틈을 메워 안정시키는 쿠션 타입이다.

달라붙게 하는 타입을 좀더 분류하면 크림 타입, 분말 타입, 시트 타입이 있다.

달라붙는 타입의 좋은 점은 고령자가 사용하기에 매우 편하다는 것이다. 크림 타입은 튜브에 담겨 있어 치약처럼 짜서 쓰면 되고, 분말 타입은 의치 속에 넣기만 하면 되며, 시트 타입은 놓기만 하면 접착이 된다. 하지만 약제가 흘러내리기 쉽고 식사만 해도 떨어지는 경우가 있다.

한편 쿠션 타입은 한번 붙이면 3~4일은 가는데 튜브에서 짜낼 때 힘이 필요하므로 균일하게 바르려면 어느 정도의 기술이 필요하다.

두 가지 방법 모두 장단점이 있으므로 어느 것이 더 좋다고 말하기 어렵다. 만일 의치안정제를 사용해 보려면 같은 타입의 것을 여러 종류 사용하지 말고 각기 다른 타입을 사용해보고 고르는 것이 좋다.

그러나 턱 뼈를 감소시키거나 턱이 낮아졌다는 피해사례가 보고된 경우가 있으므로 의치안정제를 상용하는 것은 좀 더 고려해보아야 한다. 어느 것을 사용하든 의사와 상담하여 의치를 조정하도록 한다. 경우에 따라서는 쉽게 좋아져 의치안정제가 필요 없을 수도 있다.

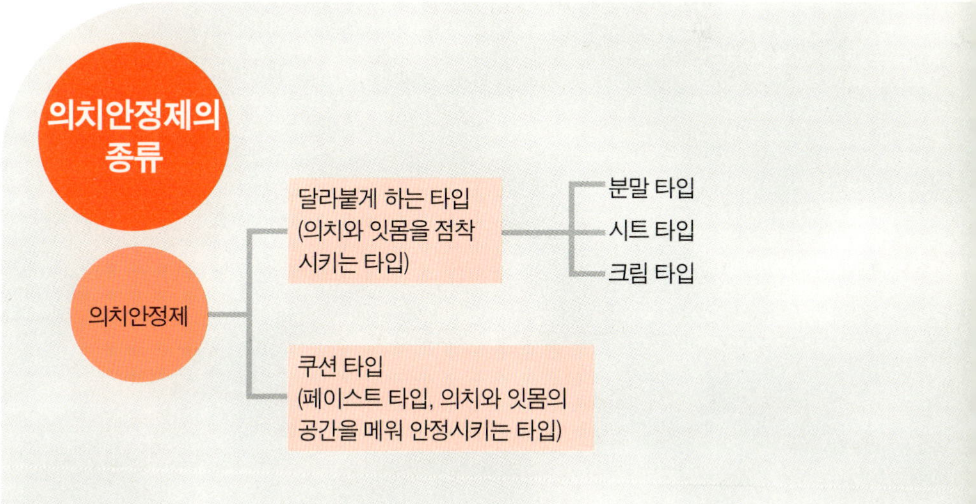

문제가 있는 의치 체크리스트

- ☐ 턱을 움직이면 의치가 덜그럭거린다.
- ☐ 의치를 했을 때 통증이 심하다.
- ☐ 위쪽 의치가 떨어지거나 아래쪽 의치가 들뜬 느낌이 든다.
- ☐ 구내염이 생겼다.
- ☐ 의치의 금속 부분이 혀에 닿는다.
- ☐ 의치를 끼울 때 힘이 들고 잘 끼워지지 않는다.
- ☐ 의치를 끼우면 맛을 알 수가 없다.
- ☐ 딱딱한 음식을 씹지 못한다.

Point

의치안정제는 여러 종류를 사용해보고, 자신에게 맞는 것을 선택한다.

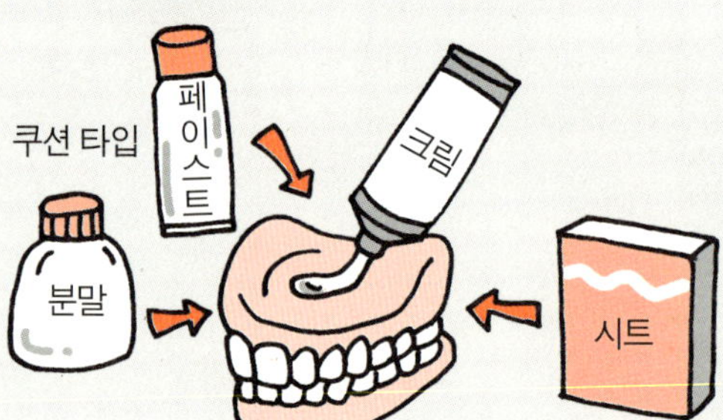

치약은 어떤 것을 사용해야 좋을까?

치약의 주된 장점은 사용 후 청량감을 얻을 수 있다는 것이다.

구강 내 세균의 번식을 억제하는 것, 치아에 붙은 색소나 니코틴을 제거하는 것, 불소가 배합되어 치아우식증을 예방하는 것, 잇몸의 혈액순환을 좋게 하는 것 등 여러 가지 제품이 있어 어느 것을 사용하면 좋을지 고민하게 된다.

치약을 선택할 때는 취향에 따라 선택하면 된다. 단, 연마제가 들어 있는 것은 치아 표면을 손상시키기 때문에 피하는 것이 좋다.

치약을 잘못 삼키게 되더라도 소량이면 별로 피해가 없지만 몸에 나쁜 영향을 주는 세균을 삼키게 되면 좋지 않을 수 있다.

이렇게 잘못 삼키는(오연) 것을 방지하기 위해서는 소량의 치약으로 거품이 적게 하여 닦는다. 청량감을 얻지 못해도 된다고 생각하는 사람은 치약을 사용하지 않아도 상관없다.

입 속을 천으로 닦아낼 때는 어디를 닦아야 하나?

입 속을 청결히 하는 방법에 대해서는 이미 설명했으나(p.57 참조), 오염물이 붙기 쉽고 잊고 넘어가기 쉬운 곳을 그림에 나타냈다. 천으로 닦아낼 때에는 그림처럼 안쪽부터 바깥쪽을 향해 닦으면 오연을 방지할 수 있다. 거즈나 면봉은 더러워지면 바로 교환하도록 한다. 또한 물을 너무 많이 적셔서 입 안에 물이 고이지 않도록 주의할 필요가 있다.

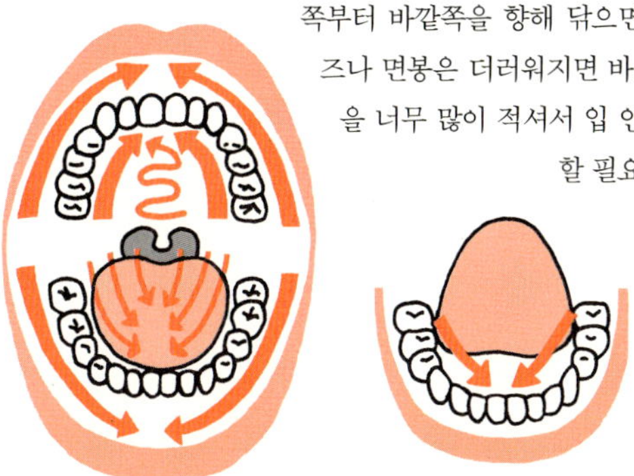

자료: 라이온치과재주식회사/(재)라이온치과위생연구소

제3장

주의와 관련지식이 필요

장애나 질병을 가진 사람의 구강관리

입의 건강을 유지하고 체력 저하를 예방하기 위해 필요한 구강관리. 하지만 장애나 병을 가진 사람은 무리를 하거나 잘못된 방법으로 하면 오히려 몸에 더 부담을 줄 뿐만 아니라 위험해질 수도 있다. 간병을 하는 사람은 고령자의 안전에 주의하면서 각 개인에게 맞는 도움을 줄 수 있도록 신경을 써야 한다.

구강관리를 할 때의 포인트

Oral Cavity Care

질병이나 장애를 가진 고령자라도 조금만 도와주면 구강관리를 계속 할 수 있다.

구강관리도 간병의 하나로 시작

식사나 배설은 잘 도와주면서 잇솔질은 환자 스스로 하도록 방치하는 간병인이 의외로 많다는 것은 참 이상한 일이다.

고령자의 경우 입 냄새가 심하고 음식을 잘 먹지 못하며 열이 자주 나는 증상(p.40 참조)이 나타나면 구강관리도 간병의 하나로 시작되어야 한다.

간병시 주의할 점

구강관리 역시 신체적인 간병과 동일하게 여겨야 한다. 고령자의 자존심을 상하지 않게 하면서 자연스럽게 구강관리를 도와주기 위해서는 가급적 고령자가 가장 편하게 생각하는 사람이 구강관리를 하는 것이 좋다.

구강관리의 간병 포인트는 다음과 같이 다섯 가지를 들 수 있다.

포인트 ① 스스로 할 수 있는 것은 본인에게 맡긴다

예를 들어 칫솔을 잡고 움직이는 동작은 손가락의 운동 기능을 사용한다.

한쪽이 마비된 경우라도 증상이 가볍거나 운동 기능이 저하된 고령자는 매일 계속해서 하는 것이 손가락의 재활훈련에도 도움이 된다. 그러기 위해서는 그 사람이 사용하기 편한 도구를 고려하는 것도 필요하다(p.95 참조).

간병의 기본은 본인이 할 수 있는 것은 가급적 본인이 할 수 있게 하는 것이다. 간병인이 도와주는 것은 최소한 꼭 필요한 것만 해주도록 한다.

포인트 ② 오연에 주의하면서, 안전한 구강관리를 한다

구강관리를 할 때 가장 위험한 것이 오연이다. 아무리 입 안의 세균이나 음식물 찌꺼기를 잘 닦아냈어도 그것들을 기관지나 폐로 삼켜버리게 되면 아무런 의미가 없기 때문이다.

관리를 시작하기 전에 고령자의 의식이 정상적인지 확인하거나 오연을 막을 수 있는 자세를 취하게 하는 등의 연구가 필요하다.

포인트 ③ 생활의 리듬을 지킬 수 있도록 배려한다

아침에 일어나면 얼굴을 닦고 이를 닦는 습관은 하루의 시작을 의미한다. 구강관리를 하루의 일과로 편성하며 고령자의 생활에 리듬을 준다.

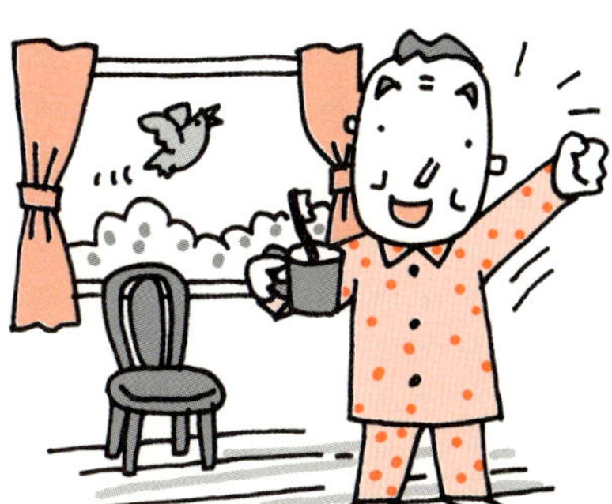

구강관리의 목적은 단순히 입 안을 깨끗하게 하는 것만이 아니다. 식사를 맛있게 먹을 수 있게 하며 적극적으로 다른 사람과 대화를 나눌 수 있도록 하기 위함이기도 하다.

단, 류머티스 관절이나 파킨슨병 환자의 경우는 하루 중 가장 증상이 덜 하고 안정된 시간에 하도록 한다.

포인트 ④ 싫어할 때는 무리하게 하지 않도록 한다

구강관리는 매일 계속하는 것이 무엇보다 중요하다. 그렇지만 컨디션이 좋지 않을 때, 하기 싫어할 때는 무리하게 하지 않는 것이 좋다. 하루 정도 이를 닦지 않아도 크게 문제되지는 않으므로 융통성 있고 여유있게 지속적으로 실천하는 것이 핵심이다.

특히 인지장애 환자의 경우는 간병인에게 스트레스가 있다면 민감하게 느껴 구강관리를 거부하거나 돌발 행동을 하는 경우가 간혹 있다.

포인트 ⑤ 방문구강관리 서비스를 이용한다

구강관리시에 전문가의 도움이 필요한 때가 있다. 특히 오연될 위험성이 높은 사람, 질병이나 장애가 있는 사람은 집을 방문해주는 치과위생사가 더욱 효과적이다.

치과위생사에 의한 구강관리 서비스를 받고자 할 경우는 노인장기요양보험제도의 재가급여 범위에서 서비스를 받을 수 있다(p.109 참조).

감각장애, 운동장애가 있는 편마비 환자의 구강관리

Oral Cavity Care

감각장애나 운동장애가 있으면 마비된 쪽의 입 안에 오염이 쌓이기 쉽다.

한쪽이 마비된 사람은 다른 장애도 있다

편마비는 뇌졸중(뇌혈관장애)의 후유증 중 하나이다. 뇌졸중은 뇌의 혈관이 막히거나 손상되어 여러 가지 장애를 유발하는데, 장애의 정도는 뇌의 혈류장애가 어느 범위까지 미쳤는지에 따라 다르다.

대부분의 편마비 환자는 연하장애, 구음장애(말이 어눌함), 실어증 등도 함께 나타나는 경우가 적지 않다. 구강의 경우 혀나 볼의 근육 움직임과 감각이 저하되어 마비된 쪽 입 안에 음식물 찌꺼기가 남아 있어도 잘 느끼지 못한다.

환자 본인이 마비된 쪽을 의식하도록 하는 방법

편마비 환자는 마비된 쪽의 감각이 둔해질 뿐만 아니라 마비된 쪽의 사물이 보여도 의식하지 못하는 경우가 있다(대부분 좌측 마비인 경우). 이때 도움이 되는 것이 손거울이다.

마비된 쪽을 거울에 비추는 간단한 방법으로 마비된 쪽을 의식할 수 있으며, 식사나 구강관리를 원활하게 할 수 있다. 물론 거울에 비추는 것만으로 충분하지 않는 경우도 있으므로 그럴 때에는 옆에서 말을 해주거나 도와주도록 한다.

편마비가 있는 환자는 가글을 하는 것이 어려워 입에서 물이 뿜어져 나오는 경우가 있으므로 구강관리 전 주위가 젖어도 상관없도록 조치를 취한다.

잡기 쉬운 칫솔을 준비

주로 사용하는 손에 마비가 있을 경우는 칫솔을 잘 잡을 수 없게 된다. 이럴 경우 전동 칫솔은 사용하기에 좀 더 편할 수 있다.

마비가 심하지 않은 경우는 마비된 쪽의 손으로 칫솔을 잡고 닦으면 재활훈련도 된다. 칫솔 손잡이에 스펀지를 대거나 손잡이를 구부려서 잡기 쉽도록 배려한다(p.95 참조).

잘 씹지 못하는 사람은 치과의사와 상담한다

편마비가 심한 사람은 마비된 쪽의 턱 뼈가 위축되어 의치가 맞지 않게 되는 경우도 있다. 또한 근육이 의치를 눌러 의치를 장착하기 어렵거나 빠지는 경우도 있다.

더욱이 연하장애가 있는 사람은 의치가 잘 맞지 않으면 이중으로 힘들게 된다. 서둘러 치과의사와 상담하여 음식을 먹을 수 있도록 조정하는 것이 무엇보다 중요하다.

편마비 환자의 구강관리

앉을 수 없는 경우

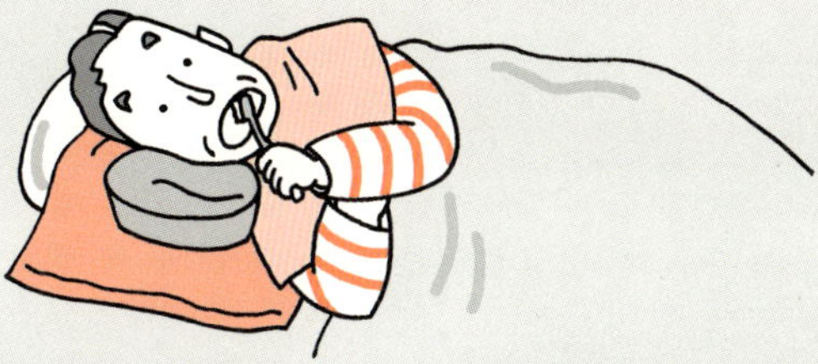

스스로 닦을 수 있는 사람은 마비된 쪽이 아래로 가게 옆으로 누워 마비되지 않은 손으로 칫솔을 잡고 닦는다. 스스로 닦지 못하는 사람은 마비되지 않은 쪽이 아래로 가게 하여 옆으로 눕는다.

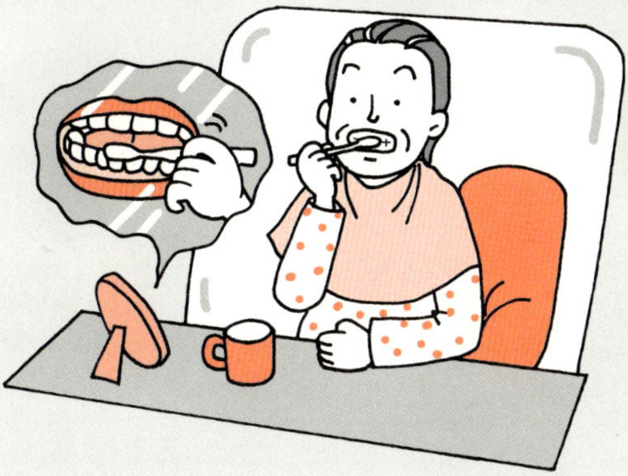

앉을 수 있는 경우

마비된 쪽에 쿠션 등을 대어 몸의 균형을 유지한다. 마비된 쪽을 의식하기 위해 거울을 보며 잇솔질을 하면 도움이 된다.

Point

환자 본인이 마비된 쪽을 의식할 수 있도록 거울을 보게 하거나 옆에서 지도하여 도와준다.

이를 닦는 행위 자체를 잊어버린 인지장애 환자의 구강관리

Oral Cavity Care

인지장애 환자는 이 닦는 방법이나 의치를 하고 있다는 것 자체를 잊어버린 경우가 있다.

이를 닦는 방법을 잊어버린 장애

인지장애란 정상적으로 발달한 지적 기능이 뇌의 기질적 장애에 의해 저하된 상태를 말한다. 처음에는 이 닦기를 했는지 안했는지를 잊는 정도이지만, 점점 이를 닦는 방법 자체까지 잊어버리고 만다.

예를 들면 칫솔이라는 도구의 사용법을 잊거나 입 안을 헹굴 때 물을 뱉어내지 않고 마셔버리는 등의 경우를 들 수 있다. 이렇게 물을 뱉어낼 수 있는지 없는지에 따라 인지장애의 정도를 알 수 있게 된다. 간병인이 곁에서 주의를 주거나 혼을 낸다 해도 인지장애가 개선되는 경우는 없다.

인지장애라 해도 할 수 있는 것이 있으므로 간병인은 따뜻하게 보살피면서 잘 하지 못하는 것은 자연스럽게 도와주는 것이 중요하다.

위험이 없는지 항상 체크

인식 능력이 떨어져도 오랜 생활습관이 몸에 배인 경우가 많은 것 같다. 예를 들면 인지장애가 진행되었어도 늘 세면대에서 칫솔을 잡고 항상 같은 자리에 놓인 컵을 사용할 수 있는 사람도 있다.

이럴 경우 주의해야 할 것은 혼동될만한 물건을 섞어두지 않는 것이다. 예를 들면 핸드크림 튜브와 치약을 함께 두지 않도록 한다.

의치를 하고 있다는 것을 잊어버린 경우

인지장애 환자 중에는 의치를 하고 있다는 것 자체를 잊은 사람도 있다. 가족이 의치를 끼워주려고 해도 싫다고 뿌리치며 거부하기도 한다.

그런 경우는 무리하게 억지로 하려 하지 말고 끈기를 가지고 잘 설득하여 이해시킨다. 우선은 의치를 한 채 이를 닦게 해도 좋다. 칫솔에 닿아 의치가 자연스럽게 벗겨지면 환자 본인이 납득하게 되는 경우도 있다.

또한 가족이 구강관리를 해주는 것을 싫어하는 사람도 치과위생사에게는 의외로 순순히 따르는 경우가 있으므로 구강전문가에게 맡겨 구강관리를 받는 것도 좋은 방법이다.

의치를 끼지 않으려 하는 경우

인지장애가 발생되기 이전부터 의치를 사용했던 사람이라면 새로운 의치를 만들어도 비교적 잘 받아들인다. 하지만 인지장애가 발생되고 난 후에 처음 의치를 하는 사람은 입에 끼우려고 하지 않으며 애써 마련한 의치를 거부하는 경우가 있다.

이 경우 '의치'를 '입 안에 뭘 집어넣는 것'으로 동일하게 인식하기 때문인지도 모른다. 가족들 입장에서는 애써 준비한 의치를 어떻게 해서든 착용하게 하려고 하지만 이는 오히려 역효과를 낼 수 있다.

가급적 의치를 만들기 전에 의사와 상담하여 의치를 사용할 수 있을지 없을지, 의치를 사용하지 않고 먹을 수 있는 방법이 있는지 등을 잘 상담하는 것이 중요하다.

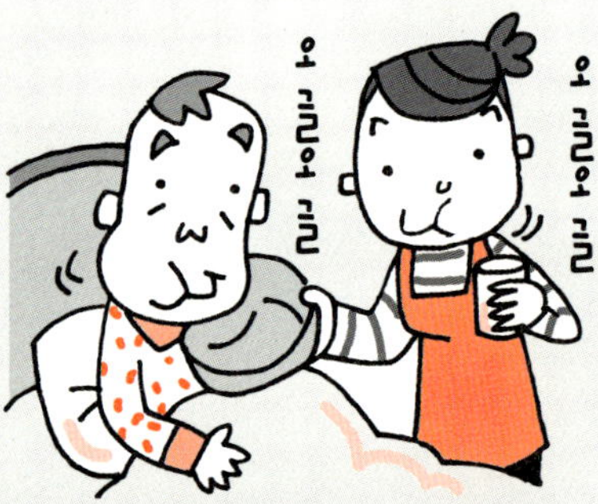

인지장애 환자의 구강관리

- 인지장애가 되기 전부터의 습관으로 이를 닦은 후에는 반드시 칫솔모 부분이 아래로 가게 하여 컵에 넣어 보관했었는데, 반대로 되어 있을 경우 자신이 이를 닦았는지 아닌지 모르는 사람도 있다.
- 전동 칫솔을 편리하게 여기는 사람도 있다.
- 간병인도 옆에서 함께 이를 닦고 헹구기를 하면 그것을 보고 잘 따라하는 사람도 있다.

Point

서투르다고 꾸짖는 것은 오히려 역효과, 위험이 없도록 따뜻하게 보살핀다.

오연에 특히 주의해야 하는 자리보전 환자의 구강관리

Oral Cavity Care

체력 저하가 구강 내의 오염을 초래하고, 오염이 다시 체력을 저하시키게 된다.

입 안의 오염은 체력 저하를 조장

골절이나 뇌졸중 후유증, 심한 인지장애 등 자리보전하고 눕게 되는 원인은 매우 다양하다. 이렇게 자리에 누워있는 상태가 오래 되면 저항력이 떨어지기 때문에 세균이나 미생물에 감염되기 쉽다.

입 안을 오염된 상태로 방치하면 세균이나 미생물이 더욱 번식하고 그로 인해 체력을 저하시키는 악순환이 계속된다.

가래가 나오기 쉽다

자리보전을 하고 누워있는 사람은 입술 주위에 얇은 막이 붙어 있는 경우가 있다. 언뜻 보기에는 입술 껍질처럼 보이지만 실제로는 가래나 타액이 말라붙은 것이며 이런 일은 드물지 않게 볼 수 있다.

가래가 늘어나는 원인 중 하나는 오염된 타액이 기관지나 폐로 들어가기 때문이다. 이때 생성된 가래가 입 안이나 입 주위에 붙어 호흡 등에 의해 건조되어 얇은 막처럼 되는 것이다. 이런 경우는 입 안이나 주위를 촉촉한 거즈 또는 스펀지 등으로 닦아주고 가능하면 칫솔로 닦아준다.

입 안을 깨끗하게 하면 세균이 줄어들기 때문에 가래의 양도 줄일 수 있다.

가급적 단시간에

앉아 있을 수 없는 사람은 옆을 향해 눕게 한다. 옆을 향해 눕지도 못하는 사람은 그냥 똑바로 누워도 상관없지만, 이때 얼굴은 반드시 옆을 향하게 한다. 얼굴을 똑바로 하면 오연을 일으킬 위험이 있기 때문이다.

고령자 자신이 칫솔을 잡을 수 있는 경우는 되도록 본인이 하게 한다. 그리고 구강관리를 할 때에는 단시간에 끝내는 것이 좋다. 입을 벌린 상태가 오래 계속되면 호흡에 부담이 가서 혈압이 급격하게 높아지는 사람도 있다.

쇠약이 심한 경우는 천으로 닦아낸다

체력 저하가 심한 사람은 거즈 등으로 닦아내는 방법도 있다. 손가락이나 나무젓가락 끝부분에 젖은 거즈를 감아 치아 표면과 입천장, 잇몸, 볼 안쪽을 꼼꼼히 닦는다(p.65 참조).

입 안을 자극하면 반사적으로 깨무는 경우가 있으므로 치아와 치아 사이에 손가락이 들어가지 않도록 주의한다.

자리보전 환자의 구강 관리 자세

쿠션이나 베개를 활용하여 몸을 안정되게 한다.

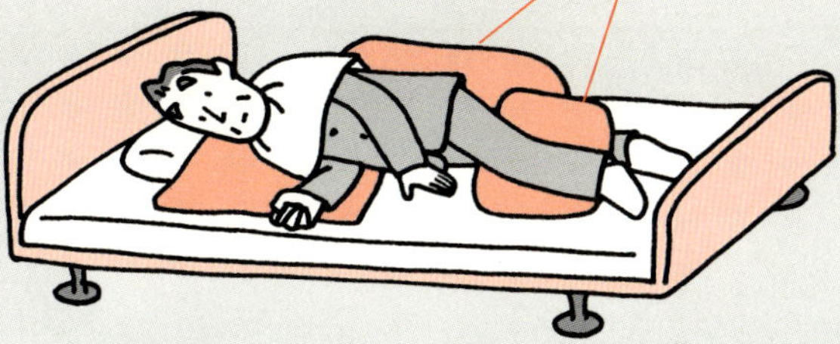

몸을 옆으로 눕게 하고 베개를 고여준다. 얼굴 아래에 수건을 대고 수건이 가슴까지 내려오게 받친다.

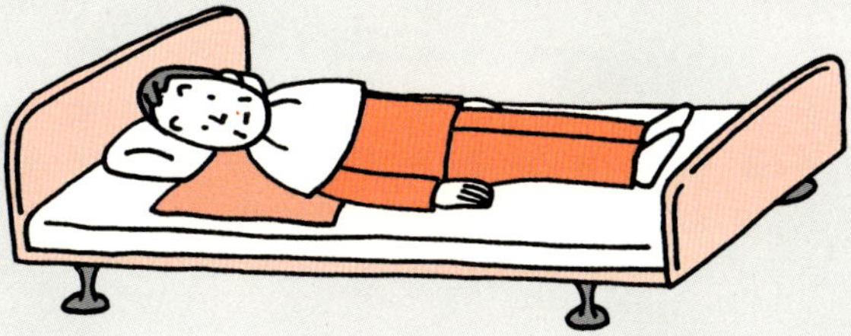

옆을 향해 눕지 못하는 경우는 똑바로 누운 상태에서 얼굴만이라도 옆을 향하게 한다.

Point

몸에 부담이 되지 않도록 가급적 단시간에 끝마친다. 입 안의 오염을 제거하여 오염과 체력 저하의 악순환을 막자.

치주병이 악화되기 쉬운 당뇨병 환자의 구강관리

Oral Cavity Care

고혈당 상태가 계속되면 세균에 감염되기 쉬우며, 치주병이 악화되기 쉬워진다.

식사 관리에 치아 건강은 불가결

당뇨병은 췌장에서 분비되는 인슐린이 제대로 작용하지 않아 혈액 내의 당이 비정상적으로 증가하는 병이다.

당뇨병을 조절하기 위해서는 과식을 막고 혈당을 조절하는 것이 무엇보다 중요하다. 그러기 위해서는 잘 씹어서 먹어야 하는데, 즉 입의 건강과 많은 연관이 있다.

타액 분비가 줄어 입 안이 불결해지기 쉽다

당뇨병이 있는 사람은 구강 건강을 유지하기가 어려워진다. 고혈당 상태에서는 세포가 탈수상태로 되어 입 안이 건조해지며 타액 분비도 저하된다. 때문에 입 안의 자정작용이 저하되어 지저분해지기 쉽고 입 냄새도 난다.

동시에 세균 감염에 약해지기 때문에 잇몸에서 피가 나기 쉬우며 염증 등에 주의해야 한다.

당뇨병이 있으면 치주병이 악화되기 쉽다

당뇨병 환자는 건강한 사람에 비해 치주병에 걸릴 확률이 몇 배나 높다고 한다. 고혈당 상태가 계속되면 백혈구의 기능이 저하되어 염증을 유발하고 조직을 파괴하기 쉽기 때문이다. 반대로 치주병이 있으면 당뇨병 관리도 어려워진다고 한다.

치주병을 예방하기 위해서 부드러운 칫솔과 손가락으로 잇몸을 마사지하거나 입 주위를 손가락으로 마사지하는 방법 등이 있다.

정기적인 치과 검진

당뇨병이 있는 사람은 특히 입 안의 청결에 신경을 써야 한다. 혈당 조절이 어려운 사람은 연 3~4회, 조절이 잘되는 사람이라 하더라도 연 2회는 치과 검진을 받을 것을 권한다.

Point

세균 감염에 주의하며 꼼꼼하게 관리한다. 구강 건강은 비만을 예방하며 당뇨병 조절로도 이어진다.

잇몸 마사지

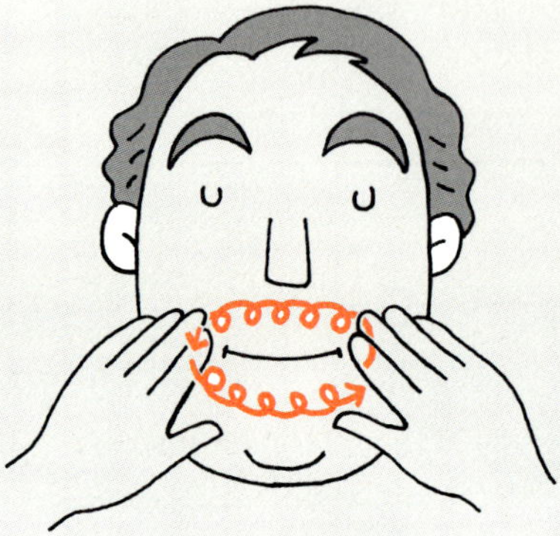

입 주위를 손가락으로 빙글빙글 돌리면서 마사지한다.

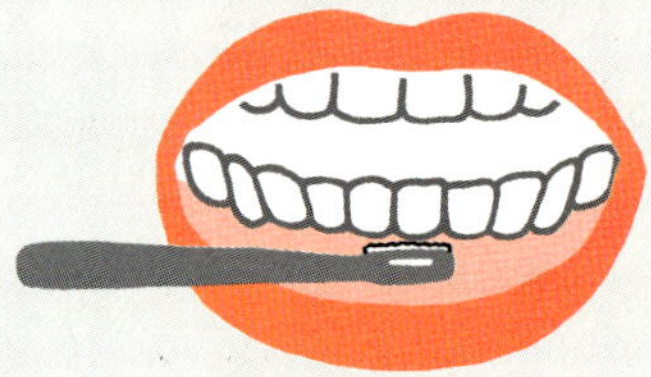

부드러운 칫솔이나 손가락으로 잇몸을 마사지한다.

COLUMN

잘 씹어 먹으면 식사의 양이 줄어든다

과식을 하는 사람을 관찰해 보면 음식을 빨리 먹거나 씹지 않고 그냥 삼키는 습관을 가진 경우가 많은 것 같다.

보통 잘 씹어서 그 자극이 뇌의 중추에 전해지면 포만감을 느끼게 된다. 그런데 잘 씹지 않고 먹는 사람은 뇌가 포만감을 느끼기 전에 위에 많은 음식이 들어가버려 결국 과식을 하게 되는 것이다.

즉 비만을 예방하는 첫 걸음은 잘 씹어서 먹는 것이다. 그러기 위해서는 잘 씹을 수 있는 건강한 치아가 무엇보다 중요하다.

손의 움직임이 불편한 류머티스 관절 환자의 구강관리

Oral Cavity Care

손가락이나 턱의 관절 등이 변형되어 구강관리를 하기 어렵게 된다.

손가락 관절이 변형되어 칫솔을 잡지 못하는 경우

류머티스 관절은 자기면역질환 중 하나이다. 원인은 명확히 밝혀져 있지 않으나 관절에 통증과 변형이 생기다가 점차 관절을 움직일 수 있는 범위가 좁아지게 된다.

처음에는 손가락 등의 작은 관절의 변형이 눈에 띠다가 좀더 진행되면 어깨나 무릎 등의 큰 관절로 퍼지게 된다. 또한 턱 관절에도 영향을 미쳐 입을 벌리지 못하게 되는 경우도 있다.

구강관리를 할 때 제일 먼저 문제가 되는 것이 칫솔을 제대로 잡지 못하거나 치아 안쪽을 닦지 못할 정도로 동작에 불편함을 느끼는 것이다.

잡기 쉬운 칫솔을 고안

류머티스 관절 환자의 손가락 변형은 개인에 따라 미묘한 차이가 있다. 타올이나 스펀지, 나무젓가락 등 주위에서 쉽게 구할 수 있는 것을 활용하여 칫솔 손잡이를 잡기 편하게 개선한다.

손아귀 힘이 저하되기 때문에 손잡이가 크고 가벼운 것이 사용하기에 편하다. 또한 잡는 것이 어려운 사람은 손잡이가 바퀴처럼 둥글게 되어 있어 그 안에 손을 넣는 형태의 것도 있다.

류머티스 관절은 특히 아침에 뻑뻑한 느낌이 더 심한데 아침에 일어나면 1~2시간은 관절이 굳은 듯한 느낌이 드는 것이 특징이다. 이 닦기는 이러한 증상이 적게 나타날 때 무리하지 말고 실시하는 것이 좋다.

턱 뼈가 변형되는 경우도 있다

관절의 변형은 턱 뼈에서도 나타나는 경우가 있다. 상악에 비해 하악의 뼈가 퇴축되기 때문에 씹는 데 문제가 생긴다. 어금니가 맞물려지더라도 위쪽 앞니와 아래쪽 앞니 사이에 틈이 생기는 경우도 적지 않다.

개인에 따라 차이가 있긴 하지만 전신의 관절 변형이 심한 사람일수록 씹는 동작에 이상이 생기기 쉽다.

류머티스 관절 환자는 치과의사와 상담해 보기를 권한다.

구강관리도 재활 훈련 중 하나

류머티스 관절염은 유감스럽게도 근본적인 치료법이 아직 없고 약으로 증상을 조절하는 치료가 중심이 되고 있다.

관절을 움직이기 어렵기 때문에 그 상태로 그냥 두면 근력과 운동기능이 저하된다. 이를 방지하기 위해서도 가급적 일상생활에서 동작을 계속하는 것이 좋다.

구강관리는 구강의 건강을 지키기 위해서 뿐만 아니라 손가락을 움직이거나 턱을 움직이거나 하기 위한 재활훈련이 되기도 한다.

Point

통증이 있을 때에는 하지 말고 가급적 스스로 구강관리를 계속하도록 한다. 칫솔을 잡는 것은 손가락 재활훈련이 된다.

잡기 쉬운 칫솔 고안

칫솔 손잡이에 스펀지나 타올을 감싸서 잡기 쉽게 한다. 이때 무거워지지 않도록 주의한다.

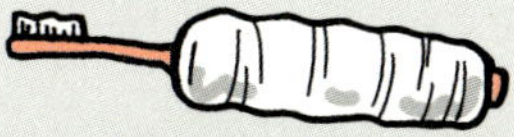

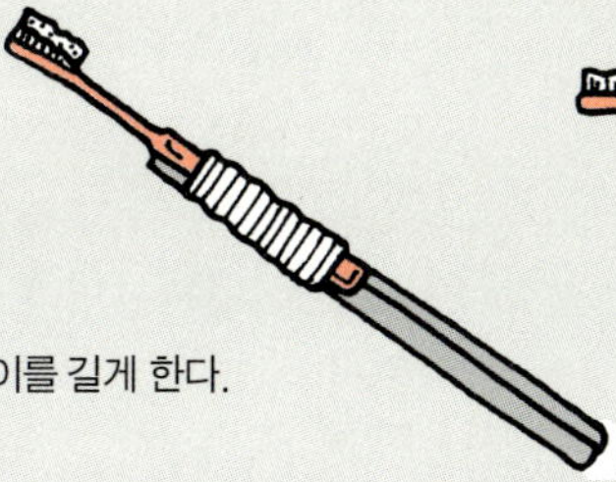

나무젓가락을 이어서 손잡이를 길게 한다.

손잡이를 바퀴처럼 만든 칫솔. 형태를 자유롭게 변형시킬 수 있는 것도 있다.

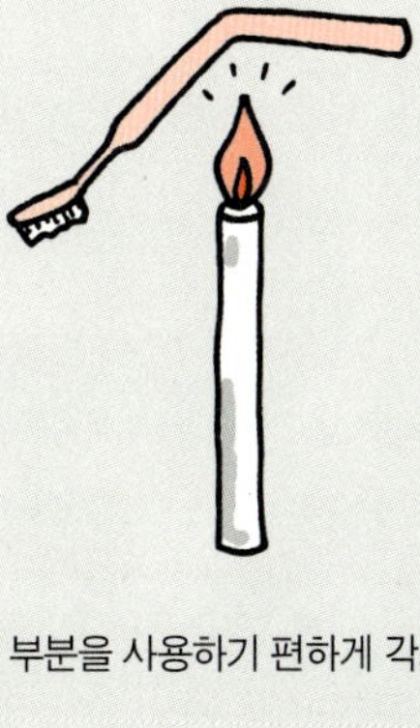

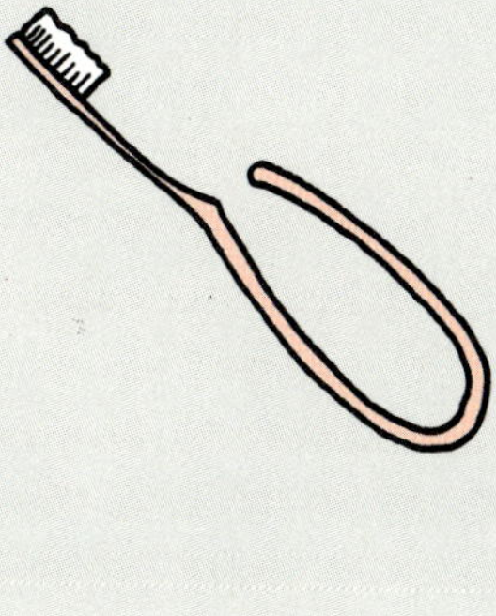

손잡이 부분을 사용하기 편하게 각도에 변형을 준다.

손 떨림 등이 있는 파킨슨병 환자의 구강관리

Oral Cavity Care

손 떨림이나 근육의 뻣뻣함 같은 증상이 있어 칫솔을 잡기가 어려워진다.

약으로 증상을 조절할 수 있다

파킨슨병은 뇌의 신경세포가 감소하여 신경전달물질인 도파민이 제대로 생성되지 않게 됨으로써 몸의 움직임에 여러 증상이 나타나는 병이다. 폐렴 등이 합병되기 쉬우므로 구강관리가 무엇보다 중요하다.

주요 증상은 손발의 떨림, 손발 근육의 뻣뻣함, 움직임의 불편함 같은 세 가지 증상이 있다. 이에 비해 지적 기능에는 변화가 없다.

약으로 증상을 조절하면서 되도록 발병 전과 같은 생활을 계속하는 것이 중요하다.

이 닦기는 떨림이 적을 때 한다

손 떨림은 파킨슨병이 어느 정도 진행된 사람이라도 하루 종일 계속되는 것은 아니다. 약으로 어느 정도 조절할 수 있으며, 증상이 전혀 나타나지 않는 시간도 있다.

이 닦기는 식후 바로 하는 것이 기본이기는 하지만 상태가 좋을 때 해도 관계 없다.

증상이 나타나는 것은 정신적인 것도 크게 관련되어 있어 누군가 자신을 유심히 보거나 떨림을 멈추려고 애쓰며 초조해 할 때 심해지는 경향이 있다. 간병인은 증상을 지적하거나 빨리 하라고 서둘러서 초조해 하지 않도록 한다.

손이 떨려 칫솔을 잘 잡지 못하는 경우는 간병인이 도와주어 함께 움직여주자.

Point

약으로 증상을 조절하며 증상이 적을 때 가급적 본인 스스로 구강관리를 할 수 있게 하자.

사용하기 편한 용구를 고안한다

파킨슨병 환자의 칫솔은 우선 잡기 편하게 하는 것이 중요하다. 또한 의도하지 않은 방향으로 손이 떨리는 경우가 있으므로 잇몸을 다치지 않도록 부드러운 칫솔을 고르는 것이 좋다.

증상이 진행되면 자세를 유지하는 것이 힘든 경우가 있다. 이런 경우는 쿠션 등으로 목을 받쳐서 오연되지 않도록 주의한다.

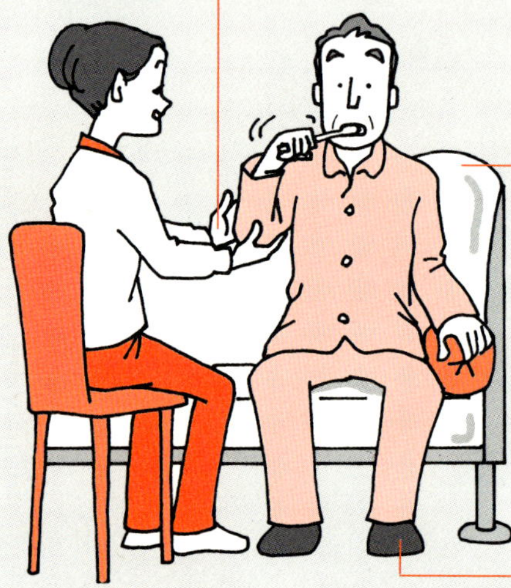

COLUMN

늘 입을 오물거리는 사람의 구강관리

음식물을 입에 담고 있는 것도 아닌데 입을 오물오물거리는 사람을 자주 볼 수 있다. 이 증상은 입이나 혀가 제멋대로 움직이는 불수의운동으로 대부분 명확한 원인이 없는 경우가 많다.

구강관리를 할 때는 입이나 혀의 움직임을 억지로 억제하려 하지 말고 움직임에 거스르지 않도록 잇솔질을 한다. 의치의 금속 부분 등에 혀가 닿거나 상처를 내지 않았는지 입 안도 체크해 본다. 상처를 통해 세균이 감염되어 열이 나는 경우도 있으므로 주의하자.

입으로 먹지 않아도 더러워지는 장관내 영양 환자의 구강관리

Oral Cavity Care

입으로 음식을 먹지 않아도 구강 내에 세균 등이 번식하기 쉽다.

입으로 먹지 않아도 입 안은 더러워진다

의식장애나 연하장애 등이 있어 입으로 음식을 먹지 못하는 사람은 튜브(관)를 사용해 유동식을 넣어준다.

장관내 영양에는 코에서 위로 튜브를 통하게 하는 경비적 위관과, 배에 작은 구멍을 내서 위나 장에 직접 통하게 하는 위낭, 장낭이 있다.

이들 모두 입 안에 음식물을 넣는 것이 아니기 때문에 입은 더러워지지 않을 것이라고 생각하기 쉽지만 큰 착각이다.

먹거나 말을 하지 않는 상태가 계속되면 타액이 분비되지 않기 때문에 오염을 씻어낼 수가 없다. 따라서 오히려 입 안에 오염이 더 쌓이게 된다.

식사 직후는 피한다

구강관리는 식사 후 바로 닦는 것이 원칙이다. 하지만 장관내 영양을 하는 환자는 바로 닦아서는 안 된다.

구강관리로 입 속을 자극하면 구역질을 유발하여 애써 주입한 유동식을 토하는 경우가 있기 때문이다.

관리방법은 자리보전 환자의 경우와 동일하게

앉아 있을 수 있는 사람은 오연을 방지하기 위해 조금 앞으로 구부린 자세를 취하게 한다. 반면 앉아 있지 못하는 사람은 30도 정도 등을 세우고 얼굴을 옆으로 향하게 한 다음 턱을 조금 내민다. 자리보전 환자의 경우 옆으로 누울 수 있는 사람은 옆으로 눕히고, 그렇지 않은 경우는 얼굴만이라도 옆으로 돌린다(p.89 참조).

일반적으로 입으로 호흡을 하는 사람은 입 안이 건조하기 때문에 소량의 물을 적신 거즈로 입 속을 충분히 적신 후 닦기 시작한다. 입 안이 건조한 상태에서 닦아주게 되면 입 속에 상처가 날 우려가 있으므로 주의한다.

이 닦기를 할 것인지, 가글을 할 것인지, 아니면 천으로 닦아낼 것인지는 그 사람의 상태에 따라 결정한다. 구강 내의 물을 흡인할 수 있으면 이 닦기를 해도 괜찮지만 흡인기는 가래를 제거하는 것으로 대용할 수 있다.

입에 대한 자극은 중요

장관내 영양 환자는 저작기능이나 연하기능이 약해져 있기 때문에 스스로는 안전하게 먹지 못하는 상태이다.

구강관리로 입 속에 자극을 주는 것은 기능을 사용하지 않음으로써 일어나는 폐용증후군(p.15 참조)을 예방하는 첫걸음이다.

장관내 영양법

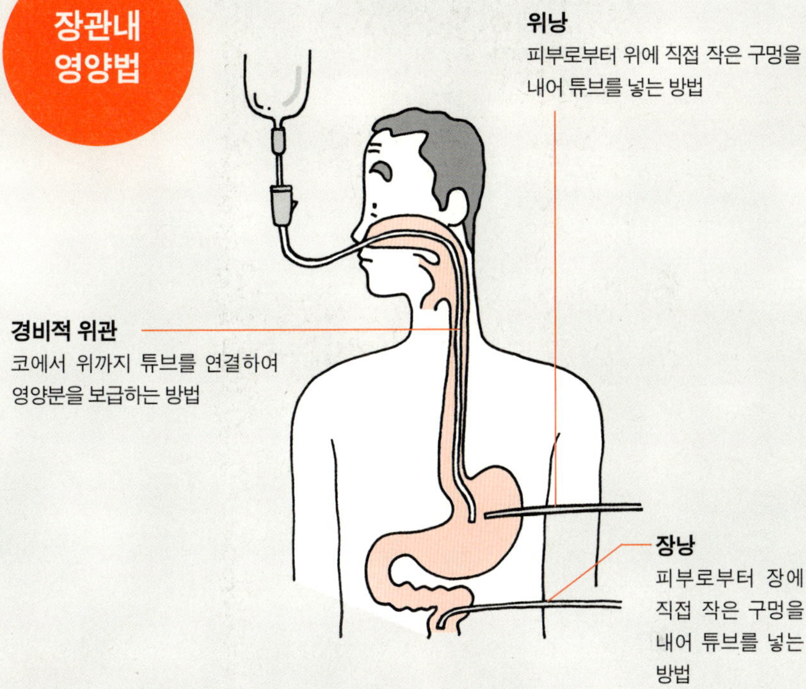

주 의 경비적 위관의 경우 구강관리를 할 때 튜브가 빠지지 않도록 주의한다.

Point

장관내 영양을 주입한 직후에는 역류될 우려가 있으므로 구강관리를 피한다.

감염증이 있는 환자의 구강관리

Oral Cavity Care

타액이나 혈액에 닿는 경우가 있는 구강관리. 올바른 방법으로 감염을 예방하자.

대부분 손을 씻으면 괜찮다

입 안에는 여러 세균이 번식하기 쉬우나 대부분의 경우 감염성이 높은 위험한 세균은 없다. 간병인이 환자의 타액이나 혈액에 닿아도 건강한 사람의 피부에는 어느 정도 방어 기능이 있기 때문에 흐르는 물로 씻어내면 세균이 떨어진다.

단, B형 간염이나 HIV(에이즈 바이러스), 결핵, 인플루엔자(독감) 환자를 간병할 때에는 104 page의 표를 참고하여 적절히 대처하도록 한다. 올바른 대처 방법을 알고 있으면 겁내지 않아도 된다.

감염 예방의 기본은 글러브 착용과 손 씻기

세균은 건강한 사람의 피부에는 붙기 어렵지만 작은 상처라도 있으면 그곳을 통해 침입한다. 또한 경우에 따라서는 간병 중 손가락을 물리는 사고로 인해 발생하기도 한다.

구강관리를 할 때에는 일회용 글러브를 사용하며, 구강관리 후에는 글러브를 벗고 비누로 손을 잘 씻는다. 손목이나 손가락 사이, 손톱 틈새도 꼼꼼히 닦아낸다.

더러운 상태의 손으로 여기저기 만지거나 음식을 먹거나 하는 것은 금물이다. 또한 간병인을 통해 다른 사람에게 감염되지 않도록 주의가 필요하다.

칫솔도 잘 건조시킨다

사용하는 용구도 청결하게 관리한다. 입 안의 세균을 닦아내는 칫솔에는 당연히 세균이 붙기 쉽다. 그 상태로 습기가 있는 곳에 보관하면 위생적으로 좋지 못하다.

칫솔은 사용하고 나면 흐르는 물로 잘 씻어낸 다음 물기를 털고 건조시키도록 한다. 가끔 열탕 소독을 하는 것도 좋다.

입을 헹굴 때 쓰는 양치컵이나 그릇 등도 잊지 말고 청결하게 관리하도록 한다.

Point

너무 예민하게 걱정하지 말고 글러브 착용과 손 씻기로 감염을 예방하자.

혈액이나 타액 등을 통해 감염되는 감염증

감염증	감염경로	구강관리시의 주의점
A형 간염	경구감염	바이러스에 오염된 음식물을 입으로 섭취함으로써 감염된다. 바이러스는 변으로 나오므로 감염자의 변 처리에 주의가 필요하다. 구강관리시의 타액이나 혈액으로는 감염되지 않는다.
B형 간염 C형 간염	혈액감염, 모자간의 수직감염	잇몸에서 출혈되는 혈액이 타액과 섞이는 경우가 있다. 구강관리시에는 글러브를 끼어 직접 닿지 않도록 한다.
HIV	혈액, 비가열제제, 모자감염, 정액 등	구강관리를 할 때 타액에 섞인 혈액이 손의 상처 등을 통해 침입할 가능성도 있다. 글러브 착용과 손 씻기로 예방한다.
인플루엔자 (독감)	비말감염	기침이나 재채기 등으로 오염된 공기를 흡입함으로써 감염된다. 구강관리를 할 때에는 마스크를 쓰고 끝나고 나면 손을 씻고 양치질을 한다.
결핵	공기감염	재채기나 기침으로 오염된 공기 속의 결핵균을 흡입함으로써 감염된다. 마스크 착용, 손 씻기, 양치질로 감염 예방을 한다. 단, 결핵균의 감염력은 약해서 균을 배출하지 않는 사람도 있으므로 너무 예민하게 반응하지 않아도 된다.
MRSA	접촉감염	MRSA는 어디에서나 볼 수 있는 세균으로 건강한 사람의 피부나 점막에 붙어도 그다지 걱정할 필요는 없지만 저항력이 떨어지면 세균수가 증가되어 일화감염증을 일으킨다. 균은 가래나 고름, 콧물, 대소변 등으로 배출되며 의류나 침구에도 부착되므로 이들을 처리하는데 주의가 필요하다.

이럴 때는 어떻게 해야 하나요? 구강관리 상담 Q&A

Oral Cavity Care

각 개인에게 맞는 방법으로 구강관리를 하는 것이 가장 중요하다.

Q 스스로 입을 벌리지 못하는 사람은 구강관리를 어떻게 하는 것이 좋을까요?

A 입을 벌리지 못하는 경우는 인지장애로 인해 입을 벌리려고 해도 못하는 경우와 악관절증으로 인해 입을 벌리지 못하는 경우가 있습니다.

어떤 경우든 가정에서 간병을 할 때에는 무리하게 입을 벌리려고 하지 않도록 합니다. 구강관리를 할 때에는 먼저 검지손가락으로 입 가장자리를 당겨 가로로 벌어지게 합니다. 그러면 윗입술과 아랫입술에 틈이 생기므로 그 틈에 칫솔이나 거즈를 감은 손가락을 넣어 치아 표면을 깨끗이 닦아내면 됩니다.

치아와 치아 사이에 손가락을 넣지 않는 한 물릴 염려는 없습니다. 치아 뒤쪽은 칫솔이 들어갈 수 있는 경우는 무리하지 않는 범위에서 잇솔질을 하면 됩니다. 이것이 불가능할 때에는 방문구강관리의 재가급여를 이용해 치과의사나 치과위생사 등에게 도움을 받도록 합니다.

Q 이를 닦아야 한다고 여러 차례 권유했지만 번번이 거부합니다.

A 참 난감한 경우인데 한번 치과의사나 치과위생사에게 구강관리를 받게 하여 상쾌한 느낌을 체험하게 하는 것도 좋은 방법입니다. 환자 본인이 이런 체험을 통해 상쾌함을 느끼게 되면 그 다음부터는 자연스럽게 이 닦기를 하게 될 수도 있습니다.

단, 치과의사나 치과위생사에게 익숙해지기까지 시간이 걸리는 경우도 있으므로 친절하게 대하는 것이 무엇보다 중요합니다.

Q 치아가 하나밖에 남아 있지 않습니다. 뽑아 버리는 것이 낫지 않을까요?

A 남아 있는 치아가 건강한 치아라면 뽑지 않는 것이 좋습니다. 치아 뿌리에 있는 치근막은 씹는 맛을 느끼게 하는 감각기능이 있습니다. 예를 들어 하나라도 치아가 남아있는 경우와 하나도 없는 경우는 음식을 저작할 때의 느낌이 다릅니다.

또한 치아가 하나이더라도 건강한 치아가 있으면 의치를 걸쳐 고정시킬 수 있습니다. 잇몸에 놓이는 총의치보다 더욱 안정감이 있습니다.

하지만 치주병이 진행되어 치아가 간신히 잇몸에 붙어 있는 상태라면 뽑는 편이 나을 수 있습니다.

Q 치아가 흔들거리는데 그대로 놔두면 저절로 뽑힐까요?

A 치아가 흔들거리는 원인은 크게 두 가지를 생각할 수 있습니다. 하나는 치주

병이 진행되어 잇몸 뼈가 치아를 받치지 못하게 된 경우이고, 다른 하나는 심하게 부딪쳐서 치아의 일부가 깨진 경우입니다. 어느 경우든 심하지 않은 경우면 바로 치료를 해서 치아를 남길 수 있습니다. 치과의사에게 진찰을 받는 것이 좋습니다.

이를 닦을 때에는 힘을 세게 주지 말고 칫솔 끝으로 부드럽게 닦습니다. 그리고 억지로 치아를 빼려고 하지 않도록 합니다.

Q 구토반사가 심해서 이 닦기를 하기가 힘듭니다.

A 혀 안쪽과 어금니를 닦으려고 하면 칫솔이 자극을 주어 구토반사가 일어나기 쉽습니다. 사람에 따라 구토반사의 강도는 다르지만 이런 사람들은 주로 목에 걸리는 듯한 느낌 때문에 많은 것 같습니다.

이 닦기를 할 때에는 가급적 거품을 적게 하고 치약을 조금만 묻혀서 닦는 것이 좋습니다. 그리고 혀나 어금니는 가급적 빨리 닦습니다.

그래도 구토반사가 심한 경우는 대강 할 수 있는 곳을 먼저 닦은 다음 가글액 등으로 가글을 하는 것이 좋습니다.

또한 식후에는 음식물이 역류하기 쉬우므로 시간이 조금 지난 후에 하는 것이 좋습니다.

Q 구내염이 있을 때에는 어떤 점에 주의해야 하나요?

A 구내염으로 가장 많은 것은 재발성 아프타라고 불리는 것이며 원인은 명확하게 알려져 있지 않습니다. 의치를 착용하는 사람의 경우 의치가 잇몸 부분이나 금속 부분 등이 점막에 상처를 내어 구내염을 일으키는 경우가 있습니다.

구내염이 있을 때에는 치약이 스며드는 경우가 있으므로 사용하지 않는 것이 좋습니다. 살균 작용이 있는 가글액을 사용하는 것도 좋은 방법입니다. 가글을 할 수 없는 사람은 입 안을 청소할 때 스펀지에 가글액을 묻혀서 사용하는 것도 좋은 방법입니다.

노인장기요양보험제도의 구강관리 서비스를 이용한다

Oral Cavity Care

집에서 구강관리를 받을 수 있다.

재가 환자가 구강관리를 시작하려면

집에서 간병을 필요로 하는 고령자에게는 구강관리 서비스가 제공되고 있다.

구강관리 서비스로는 치과위생사가 집을 방문하여 필요한 구강관리를 하는 것이다. 이 경우 치과의사의 지시를 바탕으로 치과위생사가 대상자의 요청에 따라 서비스를 제공한다.

어느 경우든 치과에 통원할 수 없는 고령자에게는 편리한 서비스이다.

방문구강관리 서비스 이용법

요양인정자(1~3 등급)에게 발급된 치과의사의 방문간호 지시서에 따라서 서비스를 제공한다. 지시서를 발급한 치과의사의 지시에 따라 제공하는 서비스와 치과의사의 지시없이 치과위생사 독자적 판단에 의해 제공 가능한 서비스로 구분된다.

지시서에 따라 제공되는 서비스

치면세균막검사, 전문가치면세정술, 치간청결물리요법, 치면세마, 치주처치, 상처 · 구내염 처치, 수술 후 처치 등을 포함한다.

치과위생사 독자적 판단에 의해 제공되는 서비스

칫솔사용법, 칫솔, 치약, 보조구강위생용품 등에 대한 구강관리교육과 방문간호 서비스 종결 이후에도 계속적인 건강관리가 필요한 경우 의료기관 등으로 의뢰하는 경우 등이다.

기타 알아둘 것

방문간호지시서의 유효기간은 발급일로부터 180일을 원칙으로 하되 급여대상자의 상태변화에 따라 의사가 필요하다고 판단하는 경우 환자의 동의를 거쳐 유효기간 내에도 변경 발급이 가능하다. 방문간호수가는 서비스 대상자의 장기요양등급 · 질병명 등에 관계없이 1회 방문당, 서비스 제공 시간에 따라 수가가 산정된다. 서비스 제공 시간은 장기요양요원이 대상자의 가정에 도착했을 때부터 필요한 서비스를 제공하기 위한 준비, 서비스의 제공 및 마무리에 소요된 총 시간을 말한다.

1회당 수가는 30분 미만은 27,360원이며, 30분~60분 미만은 35,310원, 60분 이상은 43,260원으로 책정되어 있다.

본인부담금은 재가급여인 경우 일반대상자는 15%, 기타 의료급여자는 7.5%, 기초생활수급권자는 0%의 본인부담률을 총수입과 곱하여 서비스 이용자로부터 수령한다(2009년 1월 현재).

유효기간: 발급일로부터 180일

<table>
<tr><td colspan="4" rowspan="1">※ 발급번호:
방문간호지시서(치과의사용)</td><td rowspan="4">수
급
자</td><td>성 명</td><td></td></tr>
<tr><td rowspan="5">본인
일부
부담금</td><td colspan="3" rowspan="5">□ 일반(20%)
□ 의료급여 수급권자(10%)
□ 저소득층 · 생계곤란 경감대상자(10%)
□ 국민기초생활보장 수급권자(면제)</td><td>주민등록번호</td><td></td></tr>
<tr><td>장기요양인정번호</td><td></td></tr>
<tr><td>장기요양등급</td><td></td></tr>
<tr><td rowspan="2">방
문
여
부</td><td colspan="2">□ 환자내원</td></tr>
<tr><td colspan="2">□ 의사방문</td></tr>
<tr><td colspan="7">질병명</td></tr>
<tr><td colspan="2">수급자 상태 및 주 호소 내용</td><td colspan="5"></td></tr>
<tr><td>검사처방</td><td colspan="2">□ 치면세균막 검사
기타:
※ 방문간격: 주 회</td><td colspan="2">투약처방</td><td colspan="2"></td></tr>
<tr><td>교육,
상담,
의뢰,
유의 사항 등</td><td colspan="6">□ 치면세균막 관리 교육
- 칫솔사용법, 칫솔, 치약, 보조구강위생용품
기타:</td></tr>
<tr><td colspan="2">투여중인 약제의 용량 · 용법</td><td colspan="5"></td></tr>
<tr><td>필요한
처치
처방에
V
표시</td><td colspan="6">□ 전문가치면세정술 □ 치간청결물리요법
□ 치면세마 □ 불소도포
□ 치주처치 □ 의치관리
□ 상처 · 구내염처치 (부위 빈도 ____회/주)
□ 수술 후 처치
□ 기타 처방:</td></tr>
<tr><td colspan="7">상기와 같이 지시합니다.
의사성명: (서명 또는 인)
의사면허번호:
의료기관명(건강보험요양기관기호): 전화번호:
의료기관 주소: 팩스번호:</td></tr>
<tr><td colspan="7">※ 발급번호: 요양기관기호-연도번호-일련번호 순으로 기재하시기 바랍니다.
예) 00000000-0101-0001</td></tr>
</table>

210mm×297mm(일반용지 60g/m²(재활용품))

구강관리가 쉽도록 도와주는 편리한 도구

Oral Cavity Care

구강관리를 계속하기 위해서는 잡기 쉽고 사용하기 편한 도구를 고안하는 것이 중요하다.

칫솔

손이 부자유스러운 사람이나 악력이 저하된 사람, 손목을 잘 움직이지 못하는 사람은 가볍고 잡기 쉬운 각도로 된 칫솔이 편리하다.

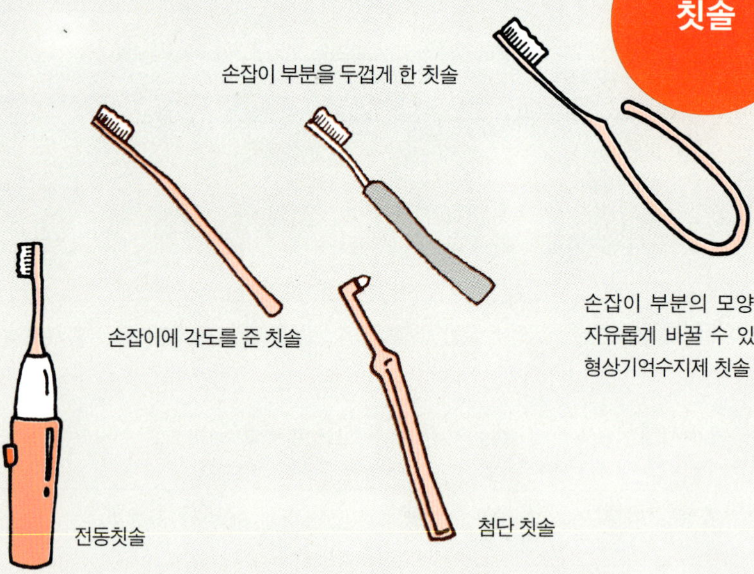

치간 칫솔, 치실

치아와 치아 사이를 깨끗하게 할 때나 어금니 안쪽을 닦을 때 사용한다.

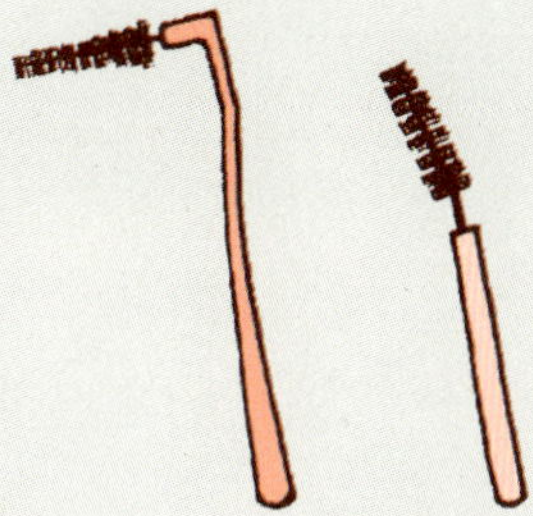

치간칫솔

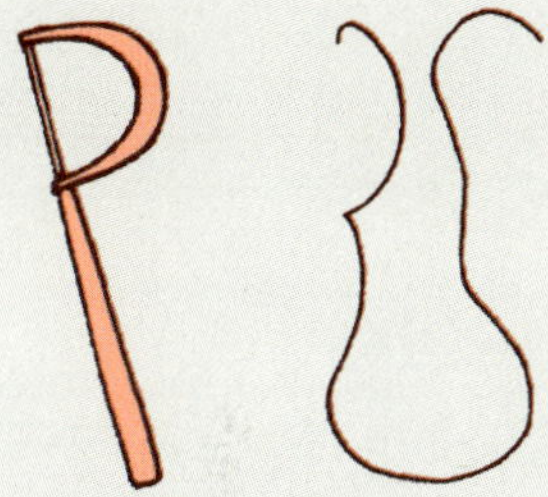

치실

혀 클리너, 점막용 브러시 등

혀는 칫솔로 문질러도 상관없지만 전용 클리너 또는 기타 용품을 활용할 수 있다.

아이스크림 스푼

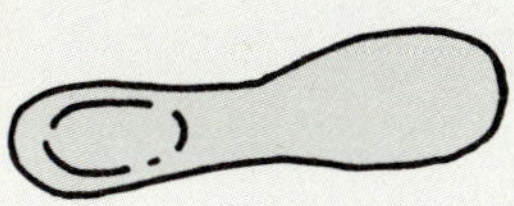

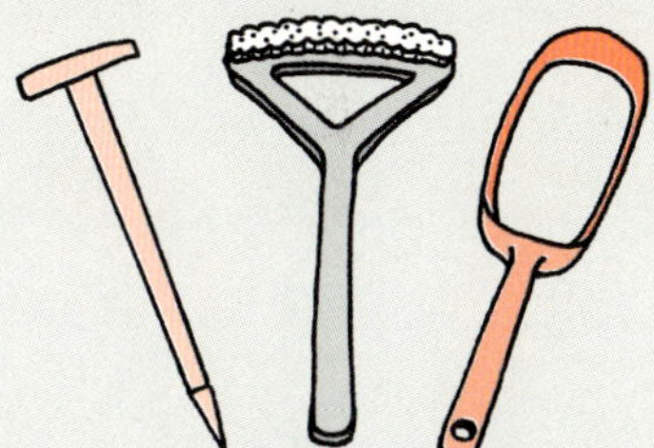

혀 클리너

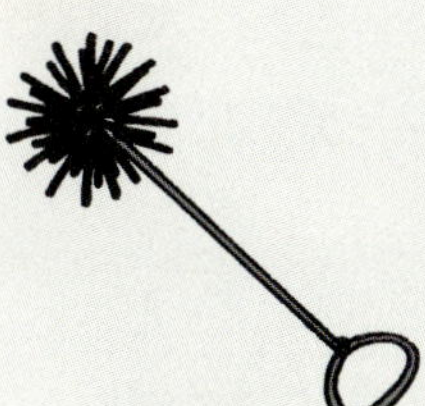

점막용 브러시

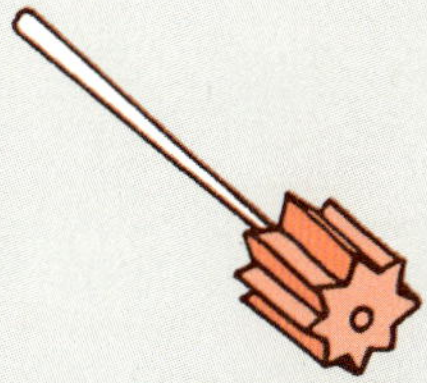

모든 방향에 스펀지나 브러시가 붙어 있어 손목을 회전시키지 않아도 사용할 수 있다.

구강 내 청결용 브러시

면봉 등

구강관리를 할 때 빼놓을 수 없는 용품으로 면은 다양한 크기가 있다.

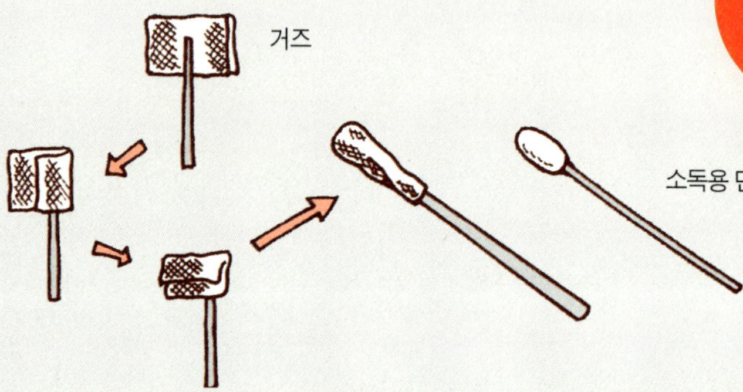

거즈

소독용 면봉

나무젓가락에 거즈를 감아 사용한다.

의치전용 브러시, 치약

일반 칫솔보다 모가 단단하고 긴 것이 특징이다.

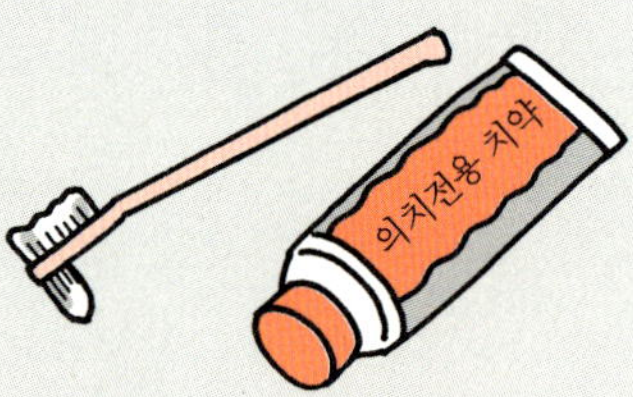

모가 양쪽에 있는 의치전용 칫솔

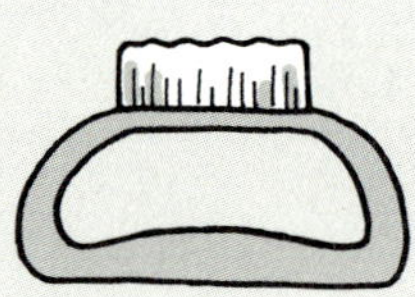

손이 부자유스러워도 사용하기 쉬운 브러시

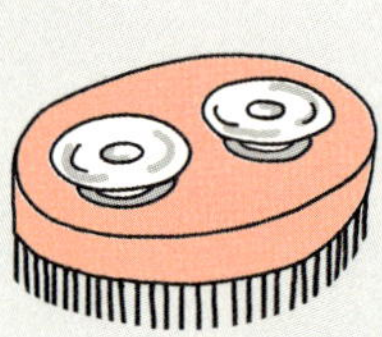

흡반이 달린 브러시

의치용기

의치가 변형되지 않도록 물을 담아 보존하는 용기이다.

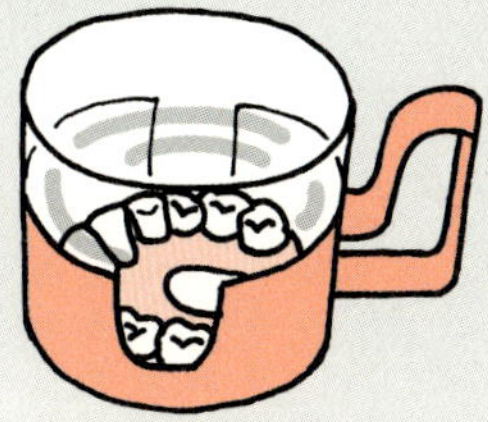

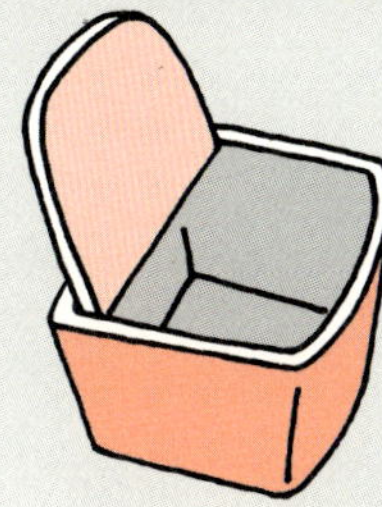

플라스틱제 용기

치약, 구강세정액

사용하기 쉬운 치약과 구강세정액이다.

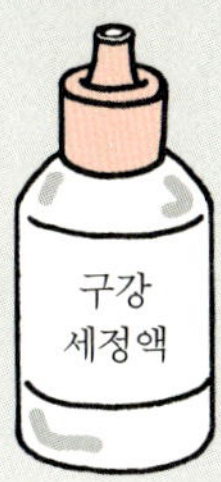

구강세정액(가글액)

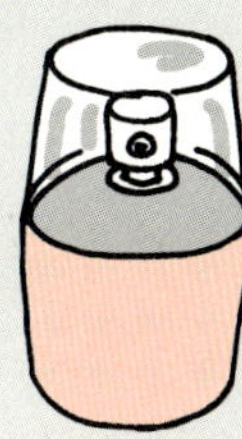

거품처럼 나오는 치약

물그릇

가글할 물을 담거나 입 안을 씻을 때 사용한다.

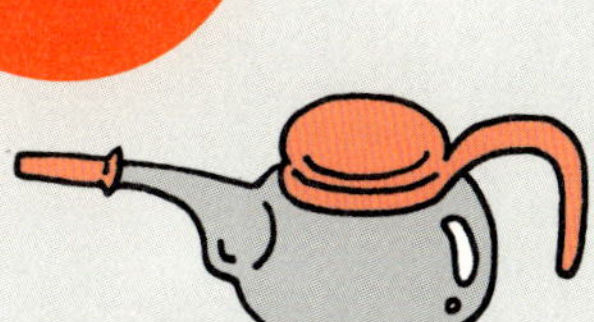

주전자처럼 대롱이 달린 물그릇

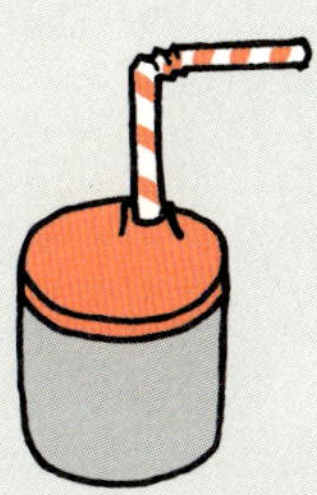

물이 흘러내리지 않는 빨대컵

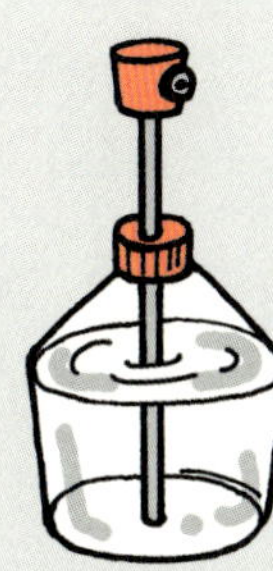

분무기

받침접시 등

입을 헹구고 뱉어낸 물을 담을 때나 입을 벌리게 할 때 사용하는 도구들이다.

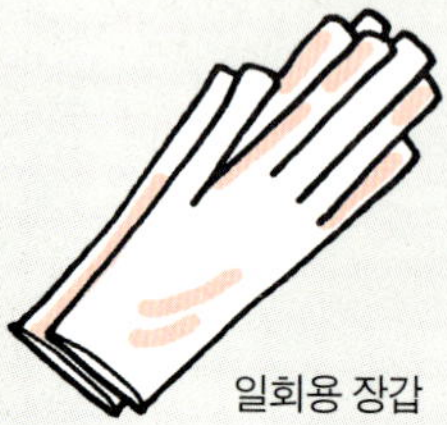

일회용 장갑

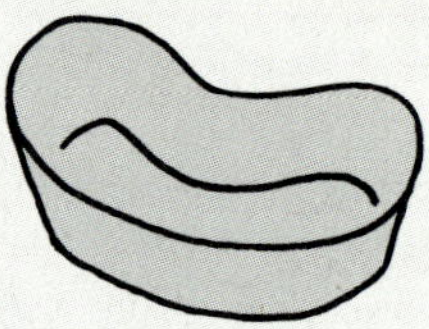

받침접시

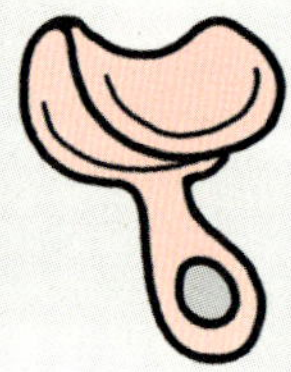

개구용 도구

입의 건조를 막는다

입이 건조할 때 사용. 인공타액이나 정제 사용은 의사와 상담한다.
자일리톨 정제를 활용하면 도움이 된다.

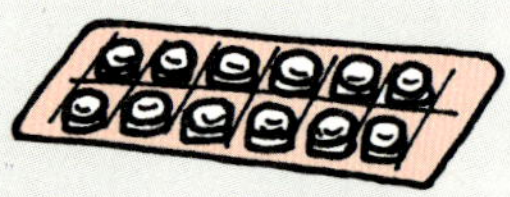

구강건조용 정제

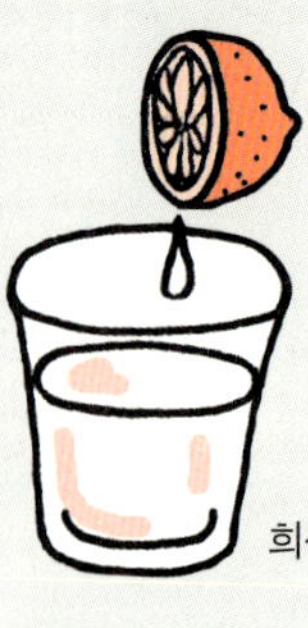

희석 레몬수

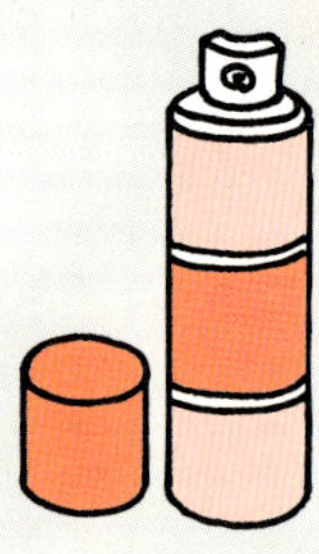

인공타액, 구강 내에 분무한다.

고령자에게 적합한 칫솔은?

부드러운 모로 된 것을 사용

칫솔은 시판되고 있는 것을 사용해도 상관없지만 고령자가 사용할 칫솔은 모가 부드럽고 브러시 부분이 너무 크지 않은 것이 좋다. 손잡이 부분은 똑바로 되어 있고 약간 큰 것이 잡기에 편하다. 손잡이는 사용자에 따라 본인에게 맞게 조정하자(p.95 참조).

모가 3줄로 된 것이 적당하며 모 끝이 너무 길면 금방 벌어지게 된다. 나일론으로 된 것이 일반적이다.

전동칫솔 사용은 신중히 고려

전동칫솔은 편리하긴 하지만 최근 나오는 제품들을 보면 진동이 빨라 잇몸이 부어 있는 사람에게는 심하게 자극되는 편이다. 사용할 때에는 너무 장시간 사용하지 않는 것이 좋다. 또한 무거운 것이 많아 고령자들은 사용하기 힘들 수도 있다. 다른 사람이 닦아주는 경우는 잇몸이나 점막에 상처를 내지 않도록 주의한다.

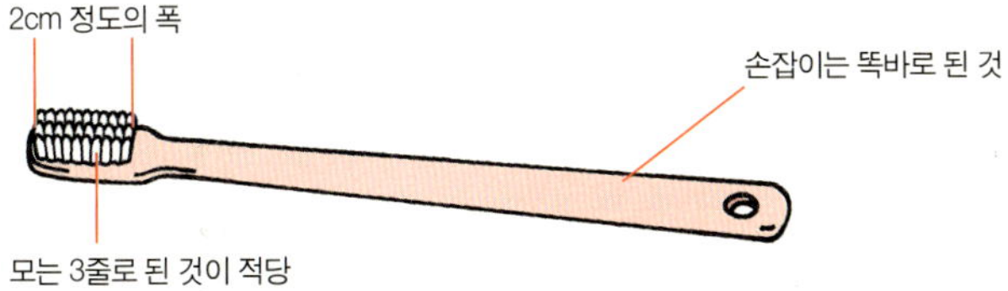

제4장

먹고 말하고 건강해진다

가정에서 할 수 있는 구강운동훈련

고령자는 불과 3일만 누워 지내도 자리보전하고 누운 노인 신세가 된다고들 한다. 이는 손이나 발을 움직이지 않아 서서히 약해져버리기 때문이다. 구강의 기능도 마찬가지로 사용하지 않으면 금방 저하된다.

잘 먹고, 웃고, 다른 사람과 대화도 하는 삶의 질(QOL)이 높은 생활을 오래 지속하기 위해서라도 구강운동훈련은 꼭 필요하다. 매일 생활 속에서 즐겁게 할 수 있는 운동훈련을 소개한다.

구강 기능을 회복시키는 구강운동훈련을 시작하자

Oral Cavity Care

구강 기능은 사용하지 않으면 금방 저하된다. 운동훈련으로 기능을 유지시키자.

구강운동훈련의 목적은 기능 회복

구강운동훈련(이하 구강운동)이란 병이나 장애, 노화 등이 원인이 되어 움직임이 저하된 구강의 기능을 회복시키거나 더 이상 저하되지 않도록 하는 것이 목적이다.

원래 나이가 들면 씹는 힘이 젊을 때에 비해 반으로 약해지고 음식물을 위로 보내는 전동운동도 느려지게 된다. 또한 기능 저하를 가속시키는 것이 뇌졸중의 편마비나 인지장애에 의한 장애로 인해 점점 기능을 사용하지 않음으로써 생기는 '폐용증후군(p.15 참조)' 이다.

구강운동은 이런 사람들을 대상으로 구강의 기능을 회복시키는 것이다.

구강의 3대 기능

구강은 '먹기' '말하기' '호흡하기' 같은 중요한 기능을 하며 이와 함께 심미적인 면도 있다. 각 기능 모두 복잡하게 연관되면서 각각의 목적을 다하고 있다.

예를 들면 '먹기'를 위해서는 음식물을 잘 씹은 후 '호흡'을 조절하는데 이때 호흡 조절이 잘 되지 않으면 연하(삼킴)가 제대로 되지 못한다.

또한 '말하기'를 할 때에 필요한 혀, 볼, 입술의 운동기능은 먹을 때에도 빼놓을 수 없다.

따라서 '먹기' 훈련은 '말하기' 훈련과 '호흡하기' 훈련이 동시에 이루어진다.

이런 사람은 구강운동을 시작한다

구강의 기능 저하는 어떻게 하면 발견할 수 있을까? 주로 먹는 습관을 보면 알 수 있다.

다음 페이지와 같은 증상이 있으면 구강운동을 시작하는 것이 좋다.

구강운동이 필요한 사람 체크리스트

- ☐ 음식물을 오물거리는 시간이 길고 잘 삼키지를 못한다.
- ☐ 음식물이 거의 원형 그대로의 상태이며 치아에 붙는 경우도 많다.
- ☐ 음식물이 혀나 상악에도 붙어 있다.
- ☐ 음식물 찌꺼기가 많다.
- ☐ 한쪽으로만 씹으며 음식물이 한쪽 볼 안쪽에 잘 남는다.
- ☐ 혀, 볼 안쪽, 입술을 자주 깨문다.
- ☐ 물이나 즙을 잘 흘린다.
- ☐ 식사 중 소리를 낸다.
- ☐ 식사 시간이 길다.

호흡과 연하시 통로 교환

연하시

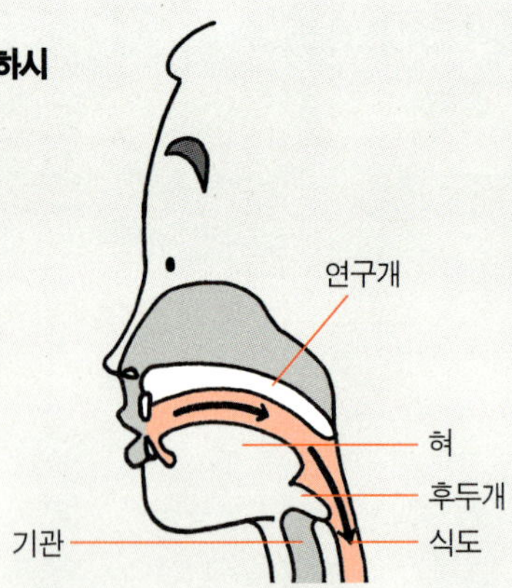

음식물이 통과할 때 연구개가 올라가고 연하 반사에 의해 후두개가 기관 입구를 막아 음식물이 식도에 들어간다.

호흡시

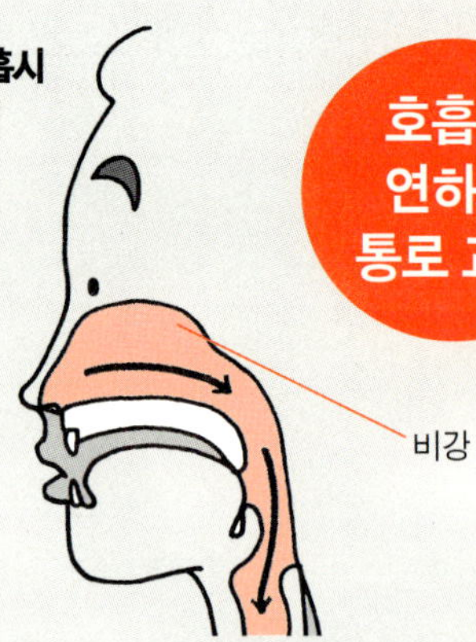

호흡시에는 연구개가 내려가고 후두개가 올라가 기관 입구가 열린다.

안전하게 삼키기 위해서는 자세가 중요

Oral Cavity Care

오연을 예방하기 위해서는 먼저 바른 자세로 먹는 것이 중요하다.

자세가 중요한 이유

먹을 때의 자세는 우리가 식사를 할 때 자연스럽게 취해지는 자세가 기본이다. 즉 상반신을 일으키고 등을 약간 앞으로 구부리며 목도 약간 앞으로 숙이는 자세이다. 꼭 의식을 하고 이런 자세를 취해야 하는 것은 아니지만 실제로 이런 자세는 매우 의미가 있다.

첫째는 중력에 저항하여 상반신을 일으킴으로써 의식을 분명하게 각성시킬 수 있다는 것이다. 의식이 멍한 상태에서는 아무리 건강한 사람이라도 식사를 잘 할 수가 없다.

둘째는 목을 약간 앞으로 숙인 자세는 음식물이 자연스럽게 넘어갈 수 있는 자세이다. 그 증거로 턱을 들고 목을 편 상태와 턱을 당기고 목을 내린 상태에서 침을 삼켜보면 턱을 들었을 경우는 좀처럼 잘 삼켜지지 않는다는 것을 알 수 있을 것이다.

셋째는 상체를 일으키고 있기 때문에 음식물이 역류되는 것을 방지할 수 있다. 역류된 음식물이 폐로 들어가면 폐렴의 원인이 된다.

이런 자세로는 먹고 싶지도 먹을 수도 없다

앉아서 먹는 것이 기본자세이긴 하지만 앉는 자세에도 위험한 경우가 있다. 가장 위험한 것은 등받이에 기대어 몸을 뒤로 젖힌 자세로 먹는 것이다.

이러한 자세로 한번 먹어보면 삼킬 수가 없다는 것을 알게 된다. 이 자세는 턱이 펴진 상태이기 때문에 삼키려고 해도 목이 위아래로 움직여지지 않는다. 목의 상하 움직임은 삼킬 때 기관에 마개가 되어 음식물이 기관으로 들어가지 않도록 하는 연하반사와 연결된다.

즉 목을 움직이지 못하는 상태는 기관이 닫히게 되는 것이다. 위에서 음식물이 내려오는 것은 오연이라기보다는 질식 상태가 되기 때문에 매우 위험하다.

또한 앉아있는 고령자에게 간병인이 선 상태로 식사를 도와줄 경우 아무래도 목을 위로 올리게 된다. 그러면 목의 상하 움직임이 좋지 못해 질식할 가능성이 있다.

식사를 도울 때 같은 눈높이에서 도와야 한다는 것은 심리적인 면에서만 그런 것이 아니다.

Point

음식물을 넘길 수 있는 목의 각도는 정해져 있다. 목을 너무 펴거나 숙인 자세는 피한다.

올바른 식사 자세

상반신을 세우고 등을 앞으로 약간 구부린 상태에서 목도 약간 앞으로 숙인다. 이렇게 식사를 하면 목을 상하로 잘 움직이게 된다.

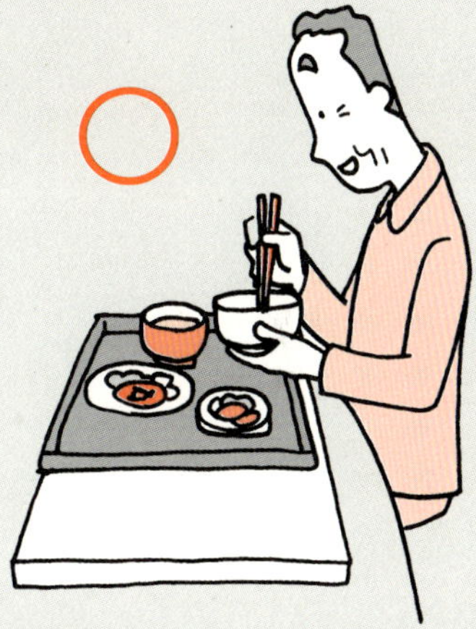

위험한 식사 자세

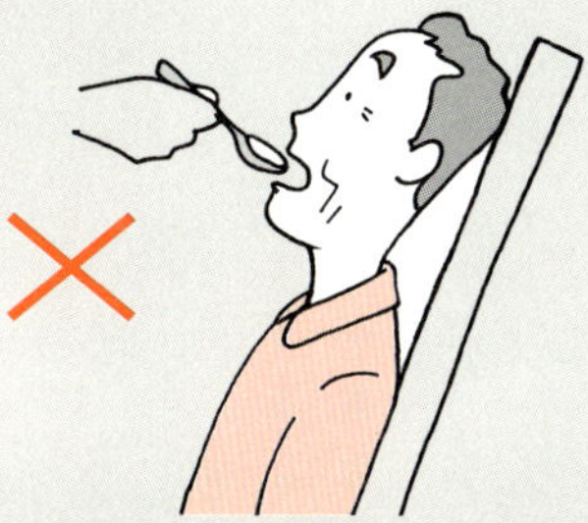

등받이에 기대게 하여 상체가 뒤로 젖혀진 자세나 간병인이 위에서 식사를 돕는 자세는 목이 펴진 상태이기 때문에 음식을 넘기기가 어렵다. 그리고 자세가 마비된 쪽으로 치우친 상태에서 먹는 것도 위험하다.

앉지 못하는 사람은 조금씩 몸을 일으키는 것부터 시작한다

Oral Cavity Care

누워서 지내는 환자를 일으키는 것은 구강운동훈련에 있어서도 매우 중요하다.

앉지 못하는 사람의 식사 자세

자리보전하고 누워 지내는 환자처럼 앉는 자세를 취하는 것이 어려운 경우는 등을 30도 정도 세운 자세로 먹는 것이 안전하다. 또한 목을 가볍게 숙일 수 있도록 베개를 받쳐서 머리를 약간 높여준다.

30도라는 각도는 그리 큰 각도는 아니지만 오연을 예방하는 면에서 볼 때 꽤 의미가 있고 안했을 때에 비하면 큰 차이가 있다. 그리고 똑바로 바닥에 편평하게 누워있으면 먹은 음식들이 역류하여 기관으로 들어갈 위험이 있기 때문이다. 장관내 영양법으로 직접 위장에 영양을 주입하는 경우에도 30도 정도 일으키지 않으면 마찬가지로 역류되는 경우가 있다.

그리고 목을 앞으로 숙이면 기관이 〈 형태로 구부러지기 때문에 입으로부터 들어오는 음식물이 식도로 흐르기가 쉬워진다.

매일 5분씩 일어나기 연습을 한다

누운 상태로 지내는 생활이 계속되면 근력이 저하되기 때문에 앉아서 자세를 유지하기가 점점 더 어려워진다. 또한 폐나 심장의 기능이 저하되어 상반신을 일으키면 혈압이 불안정해질 우려가 있다.

우선 등을 30도 정도 일으키는 것부터 매일 5분 정도씩 계속한다. 그렇게 하는 것이 어느 정도 익숙해지면 조금씩 각도를 늘리고 시간도 길게 늘려나간다.

최종 목표는 똑바로 앉을 수 있을 정도로까지 회복시키는 것이고 그렇게 되면 식사하기가 수월하고 구강관리도 쉬워진다.

Point

상체를 30도 정도 일으킴으로써 음식물이 역류되는 것을 막는다. 또한 목을 약간 앞으로 숙이게 하는 것도 잊지 말자.

앉지 못하는 사람의 안전한 식사 자세

목에 베개를 받쳐 앞으로 약간 숙이게 한다. 이렇게 목에 각도를 주면 음식물이 기관이 아닌 식도로 들어가게 된다.

몸이 미끄러져 내려가지 않도록 무릎을 구부리게 하고 발끝에 쿠션 등을 댄다.

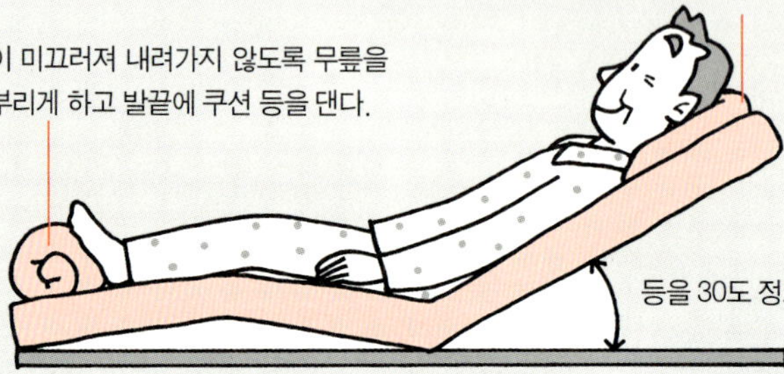

등을 30도 정도 세운다.

목에 베개를 대지 않을 경우

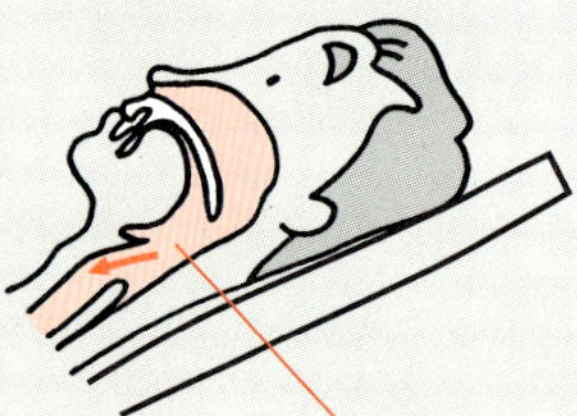

인두

인두와 기관이 수평이 되어 오연을 일으키기 쉽다.

목에 베개를 대서 앞으로 약간 숙이게 한 경우

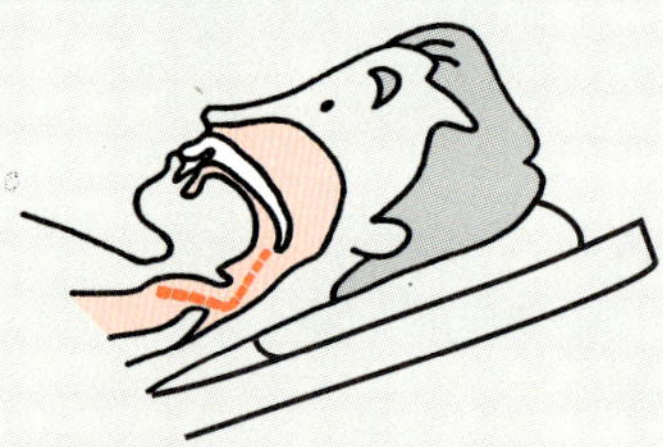

인두와 기관에 〈 형태의 각도가 생겨 오연을 일으키기 어렵다.

몸을 일으키는 연습

오랫동안 누워서 지낸 사람을 일으킬 경우에는 갑자기 일으키면 현기증이 생기거나 기분이 나빠지므로 서서히 일으키도록 한다.

처음에는 30도 정도 각도부터 5분씩 일으킨다.

↓

익숙해지면 45도 각도까지 늘리고 시간도 조금 더 늘려나간다.

↓

좀 더 익숙해지면 60도까지 늘리고 시간도 늘려 앉은 자세를 취할 수 있게 하는 것이 목표이다.

먹기 전에 의식을 깨워 식욕을 자극한다

Oral Cavity Care

먹기 전에는 의식을 확실하게 하여 먹을 준비를 하는 것이 중요하다.

오감을 자극하여 의식을 깨운다

누구나 자고 일어나서 바로 식사를 하려고 하면 음식을 먹기 힘들다. 특히 의식 수준이 저하된 고령자의 경우는 식사를 하기 전에 반드시 정신이 들게 하여 식사를 하도록 하는 것이 중요하다.

식사할 시간이라고 말을 건네고 대답이 올 때까지 기다려 본다. 그리고 조금씩 대화를 나눠보는 것도 좋은 방법이다.

또한 침대에서 일어나 식탁이 있는 곳까지 걸어오게 하거나, 자고 일어난 경우에는 잠시 앉아 있게 하고, 화장실에 다녀오라고 하는 등 몸을 움직이게 하면 한층 의식이 분명해진다.

첫 술이 중요하다

식사를 오연할 위험이 가장 높은 것이 첫 술이다. 매일 하는 식사이긴 하지만 처음 한 술은 익숙하지 않다. 그래서 갑자기 입에 음식을 넣으면 흘리거나 오연되는 경우가 자주 있다.

처음 한 술은 '먹기 위한 준비체조'로 여겨 삼키기 쉬운 것이나 흘려도 되는 안전한 것(젤라틴 젤리 등)을 먹여 무리가 없도록 하는 것이 오연을 방지하는 포인트이다.

특히 오연이 우려되는 사람은 빨대로 물을 조금 넘기게 한다. 이렇게 2~3번 반복하고 나서 먹기 시작하면 된다.

Point

식사에도 준비체조가 필요하다. 의식을 확실히 깨우고 구강도 먹을 준비를 시킨다.

COLUMN

안전한 식사 돕기 포인트

Point 1 고령자와 간병자는 눈높이를 같게 맞춘다.

되도록 식사는 앉아서 하는 것이 좋다. 앉아서 먹더라도 얼굴이 위로 향해 있으면 오연되기 쉬우므로 주의한다.

Point 2 입 안에 넣을 양은 티스푼으로 1수저 정도씩

입을 잘 벌리지 못한다면 한번에 많은 양을 넣었을 경우 질식될 우려가 있다. 또한 음식물을 음식물로 인지할 수 있는 사람은 수저를 입술에 가볍게 대면 반사적으로 입을 연다.

Point 3 입 안에 수저를 넣으면 고령자가 먼저 먹을 때까지 기다린다.

입 안에 넣은 수저는 바로 빼지 말고 잠깐 동안 그대로 둔다. 고령자가 스스로 먹어도 될지 아닐지를 판단하여 음식물을 넘기게 하는 것이다. 이렇게 음식을 삼키는 것은 수저를 통해 느끼게 하고 나서 수저를 빼도록 한다.

Point 4 삼키면 목이 움직이는지 확인한다.

음식물을 연하할 때에는 반드시 입을 다물고 목이 상하로 움직인다. 이를 확인한 다음 수저를 입에 넣도록 한다. 입 안에 음식물을 오물거리고 있는 상태에서 다음 수저를 넣으면 목이 막힐 수 있으니 주의한다.

Point 5 수분을 함께 주면서 먹는다.

식사 중에는 밥이나 빵처럼 고형물을 입에 넣고 나면 반드시 주스나 차, 물 등을 입에 넣어준다. 수분으로 부족할 경우는 젤라틴 젤리를 대용한다.

혀와 볼의 움직임을 부드럽게 해주는 저작운동훈련

Oral Cavity Care

잘 씹어 먹기 위해서는 치아뿐만 아니라 혀와 볼의 협력이 필요하다.

잘 씹으려면 혀와 볼의 움직임이 중요

구강에 음식물이 들어가면 우선 혀가 부드럽게 움직여 음식물을 어금니 위로 옮긴다. 그리고 상하 치아 사이에 두고 부수는데 이때 음식물이 빠져나가지 않도록 혀와 볼이 치아 양옆에서 감싸 준다.

그런데 혀의 움직임이나 볼의 움직임이 좋지 못하면 치아가 있다 하더라도 잘 씹을 수가 없어서 입 안에서 계속 음식을 오물거리게 된다. 잘 씹기 위해서라도 혀와 볼의 스트레치와 운동으로 움직임을 부드럽게 할 수 있도록 하는 것이 중요하다.

목 운동과 입 체조가 효과적

같은 자세로 계속 앉아 있으면 어깨와 목의 근육이 긴장되어 구축(拘縮)이 진행된다. 목 운동을 하거나 경혈을 지압하여 긴장을 풀어주면 혀나 목의 움직임이 한결 부드러워진다. 입 체조는 혀와 볼의 움직임을 유연하게 하고 근력을 향상시킴으로써 음식이 그냥 넘어가는 것을 막는다. 움직임이 좋을수록 씹기가 수월하고 삼키는 데도 도움이 된다.

목 운동

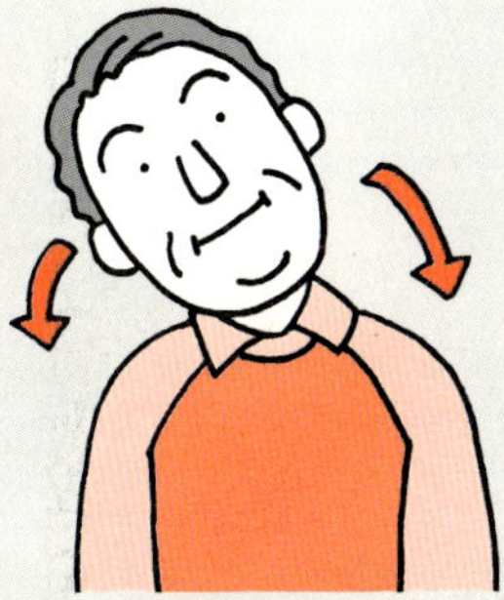

목을 천천히 전후좌우로 기울인다. 뒤로 젖히는 동작은 무리하지 않도록 한다.

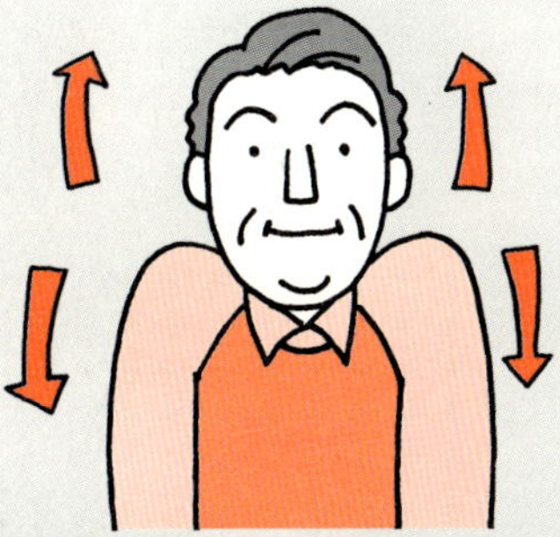

숨을 들이마시면서 양 어깨를 올리고, 숨을 내쉬면서 힘을 빼고 어깨를 내린다.

경혈 지압

경혈을 누르면 기분이 좋아진다. 숨을 내쉬면서 누르고, 들이쉬면서 힘을 뺀다.

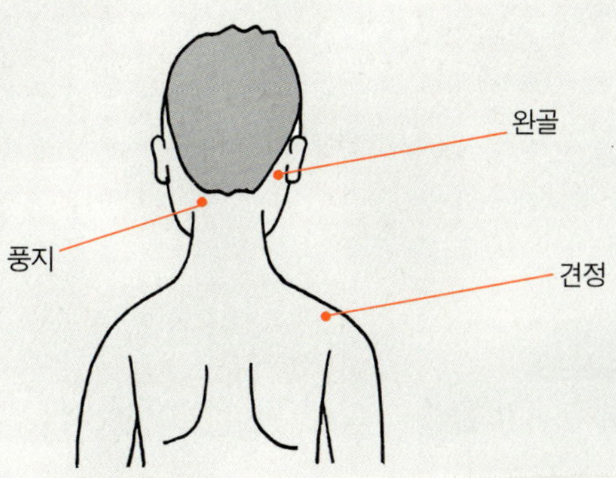

입 체조

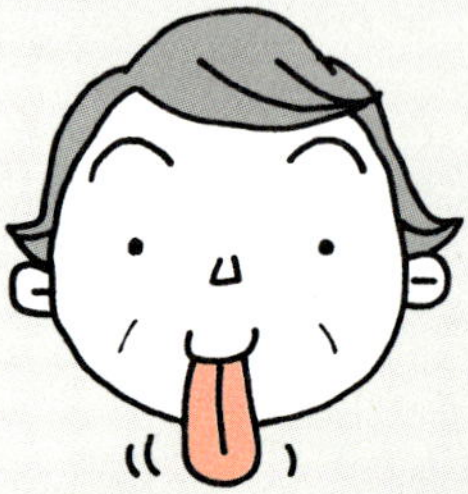

혀를 내밀었다 넣었다 하는 동작을 반복한다.

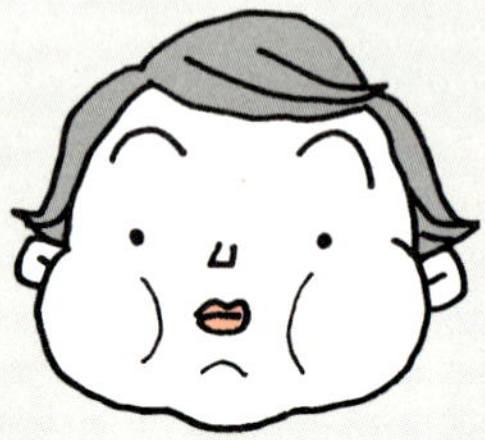

볼을 부풀렸다 오므리는 것을 반복한다.

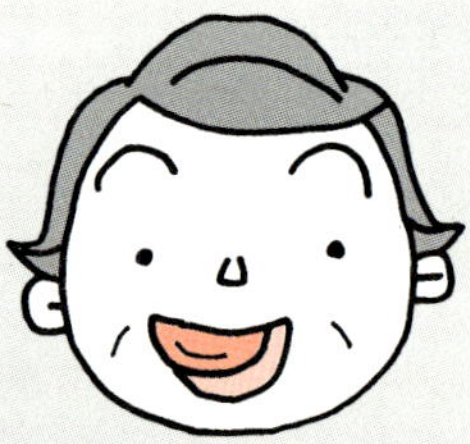

혀끝을 좌우 입 가장자리에 대는 동작을 반복한다.

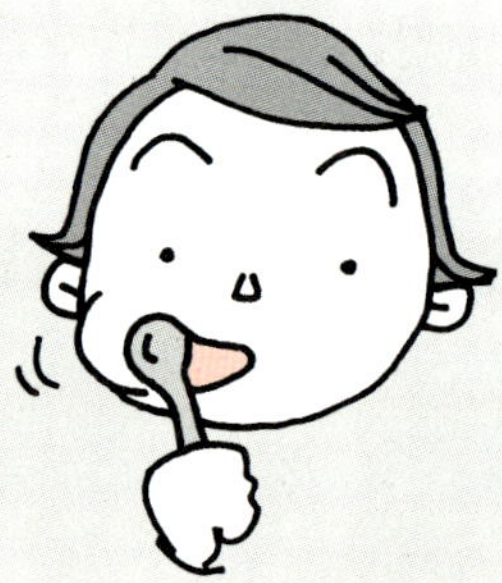

입 안에 수저를 넣고 볼 안쪽부터 바깥쪽으로 가볍게 밀고 볼 근육으로 수저를 다시 원래대로 민다.

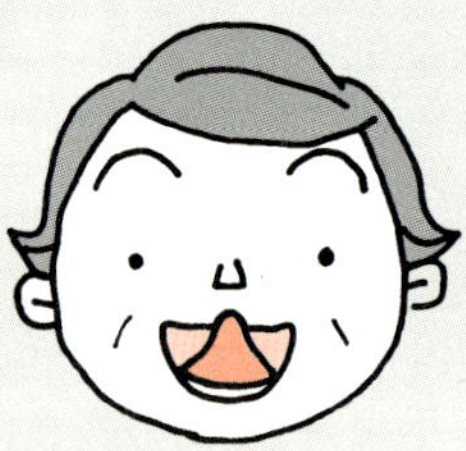

혀끝을 입술 위아래로 붙이는 동작을 반복한다.

Point

잘 씹어 먹기 위해서는 혀와 볼의 움직임이 중요하다. 식사를 하기 전에 준비체조를 하도록 한다.

오연을 막는 연하운동훈련

Oral Cavity Care

안전하게 먹기 위해서는 호흡 조절이 중요한 포인트가 된다.

식사와 호흡의 관계

우리는 음식물을 삼키는 순간 숨을 잠시 멈춘다. 음식물이 기관에 들어가지 않도록 후두개라는 뚜껑이 반사적으로 기관을 막기 때문이다. 하지만 호흡 조절이 잘 되지 않으면 숨을 멈추는 것이 어려워 숨을 쉬면서 먹어 결국 오연이 일어나는 것이다.

즉 안전하게 먹는 것과 호흡은 매우 깊은 관련이 있다.

사레 들림은 방어반응

사레 들린 고령자를 보면 매우 힘들어 보이지만 차라리 사레 들릴 수 있는 것이 그나마 안심할 수 있다.

사레 들린다는 것은 음식물이 기관 쪽으로 잘못 넘어갔을 때 반사적으로 나오는 방어반응이기 때문이다.

식사를 하던 중에 갑자기 사레 들리는 경우는 목에 걸린 것을 뱉어내려고 하는 것이므로 그리 걱정할 필요가 없다.

단, 호흡이 가르랑거리며 소리가 잠기는 경우는 음식물이 기관에 걸려 있을 가능성이 있다.

또한 **휴-휴-**하고 숨쉬는 동작만 눈에 띄는 경우나 사레 들림이 잘 멈추지 않는 경우는 주의해야 한다.

이런 경우는 헛기침을 반복하거나 머리를 상하로 크게 흔들면서 삼키는 '수직연하' (p.140 참조)를 하면 걸렸던 음식물이 나오기 쉽다.

복근, 흉근을 단련하여 오연을 예방

음식을 잘못 삼킨 것 같더라도 배에 힘을 주어 세게 뱉어내는 것이 가능하면 크게 걱정하지 않아도 된다. 그러기 위해서는 평소에 호흡훈련을 하는 것이 좋다.

① 심호흡과 기침의 호흡훈련

심호흡을 하고 일단 숨을 멈춘 다음 **으흡-**하고 기침을 하여 숨을 뱉어낸다. 이러한 동작을 여러 번 반복한다.

② 복식호흡 연습

엎드려서 잠을 자면 자신의 체중을 이용하여 간단하게 복식호흡 연습을 할 수 있다. 5~10분 정도 배를 의식하고 호흡을 해보자(단, 스스로 몸을 뒤집지 못하는 사람은 주의해야 한다).

또한 자리보전 환자나 앉아서 지내는 사람은 늘 등이 압박되어 있으므로 바로 마사지를 해주면 좋다.

연하 구조

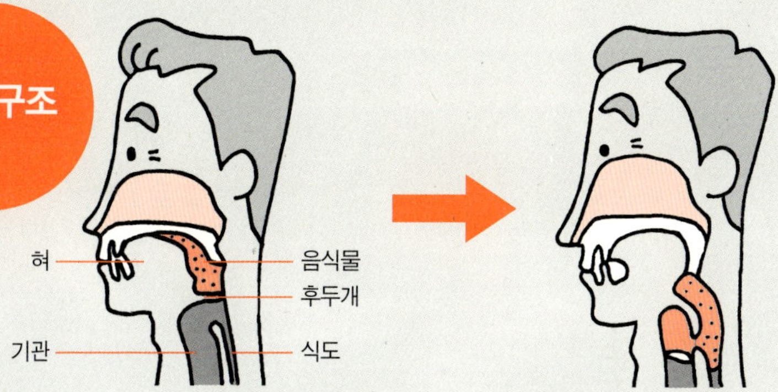

씹은 음식물은 타액과 섞여 혀에서 목 안쪽으로 운반된다.

연하반사가 일어나 후두개가 기관의 입구를 막으며 음식물은 식도로 들어간다.

섭식 · 연하의 구조

음식물을 인지한다 → 입에 넣는다 → 씹는다 → 식괴(음식물 덩어리)를 만든다 → 연하한다 → 인두로 보내진다 → 식도를 지난다 → 위로 이동한다

Point

사례 들림은 오연을 막기 위한 방어반응이다. 사례 들렸을 때에는 숨을 참았다가 뱉어내도록 한다.

원활한 식사를 돕기 위한 간병법 Q&A

Oral Cavity Care

음식을 보고 못먹겠다고 말하는 경우 원인은 여러 가지를 고려할 수 있다. 그 사람에게 맞는 방법으로 도움을 주도록 한다.

Q 인지장애 때문에 음식물을 눈앞에 가져가도 먹으려고 하지를 않습니다.

A 인지장애 환자는 음식을 보고도 입에 넣으려고 하지 않는 경우를 자주 볼 수 있습니다. 이는 음식을 먹는 것으로 인지하지 못하는 것일 뿐 저작이나 연하에는 문제가 없는 경우가 대부분입니다.
그래서 음식을 권해도 입을 열지 않는 경우는 입 가장자리를 검지손가락으로 벌리고 그 틈으로 수저를 넣어 봅니다. 언뜻 보면 강제로 입을 벌리는 것처럼 보일 수도 있지만 일단 입 안에 넣기만 하면 그 다음부터는 무리 없이 음식을 받아들여 오물오물 씹기 시작합니다.

Q 혀의 움직임이 둔해 늘 우물거립니다.

A 혀의 움직임이 좋지 못한 사람은 음식을 목 뒤로 넘기지를 못합니다. 그래서

중력의 힘을 빌려 아예 등받이에 기댄 자세로 먹는 경우가 있습니다.
등받이에 기댄 자세를 취하면 음식도 아래로 내려가기 때문에 기관 뒤쪽에 있는 식도로 넘어가게 됩니다. 이때 반드시 베개를 머리에 받치고 목은 앞으로 약간 숙여지게 고정하는 것이 중요합니다. 고개를 똑바로 하고 있으면 삼킬 수가 없으며 오연될 위험도 있으니 주의합니다.

Q 삼키는 힘이 약한 사람에게는 어떤 도움을 주어야 합니까?

A 음식은 목을 움직이지 못하면 삼키는 것이 어렵습니다. 따라서 삼키는 순간에 얼굴을 약간 위로 올린 다음 다시 아래로 내리는 이른바 '수직 연하' 를 하게 합니다. 이때 핵심은 동작을 크게 하는 것입니다.
그리고 먹고 나면 숨을 내뱉도록 합니다. 숨을 내뱉음으로써 기관에 음식물이 들어가지 않도록 원래대로 해주는 것입니다.

Q 편마비가 있는데 마비된 쪽의 입술 사이로 음식물을 흘립니다.

A 마비가 있으면 입술을 잘 다물지 못합니다. 간병인이 귀에서 약간 비스듬하게 내려온 부분부터 입 가장자리를 약간 당겨보는 것도 좋은 방법입니다.
또한 마비된 쪽의 입 가장자리를 올리듯이 테이프를 붙이는 것도 좋은 방법입니다.
편마비 환자는 좌우로 목을 움직이면서 먹게 하는 '수평 연하' 를 하면 목에 있던 음식물이 내려가기 쉬워지고 삼키는 것도 쉬워집니다.

수평 연하와 수직 연하

수평 연하

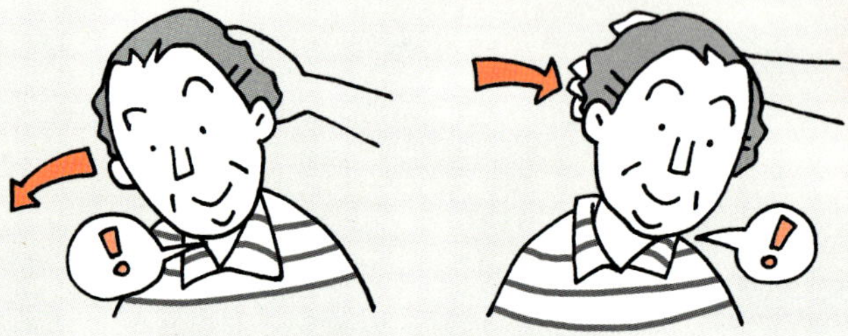

머리를 약간 옆으로 기울이며 먹습니다. 옆으로 돌릴 때에는 약간 아래쪽을 향하게 돌립니다.

수직 연하

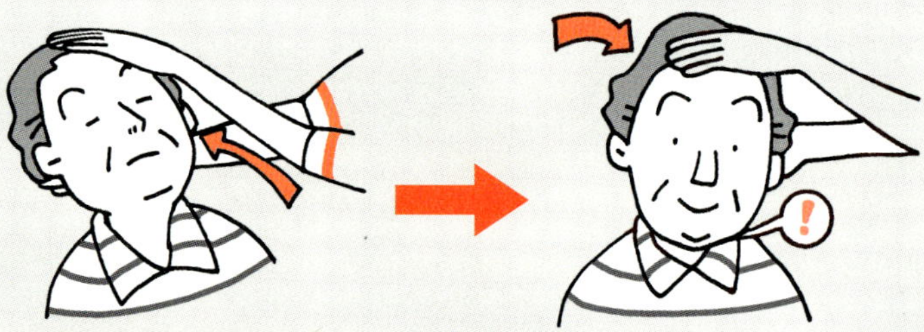

삼키는 순간에 머리를 약간 올리고 뒤로 젖히면서 먹습니다.

잇솔질만으로도 훌륭한 운동훈련이 된다

Oral Cavity Care

매일 구강관리를 함으로써 운동훈련이 된다.

칫솔을 사용해 감각 훈련을 한다

칫솔은 입 안을 깨끗하게 닦는 용도만 있는 것이 아니다. 칫솔을 이용하여 매일매일 구강 내의 운동훈련을 할 수 있다.

잇솔질에 의한 자극은 입의 감각기능을 깨우는 효과가 있다. 입은 매우 예민한 감각기로 음식물의 굳기, 형태, 성상, 맛, 온도도 느낄 수 있다.

하지만 편마비가 있는 사람이나 고령자는 감각이 둔해지기 때문에 볼, 혀, 잇몸, 입천장 등을 칫솔로 자극해본다. 혈액순환도 좋아지고 자정작용도 향상된다.

손가락 운동도 된다

칫솔은 잡는 것 자체가 손가락 운동이 된다. 손가락 관절이 굳어서 움직이기 어려운 사람은 잡기 쉽게 고안하여 되도록이면 스스로 잇솔질을 하게 한다.

전동칫솔을 사용하는 사람은 진동을 이용하여 입 안을 마사지하듯 사용하는 것도 좋다.

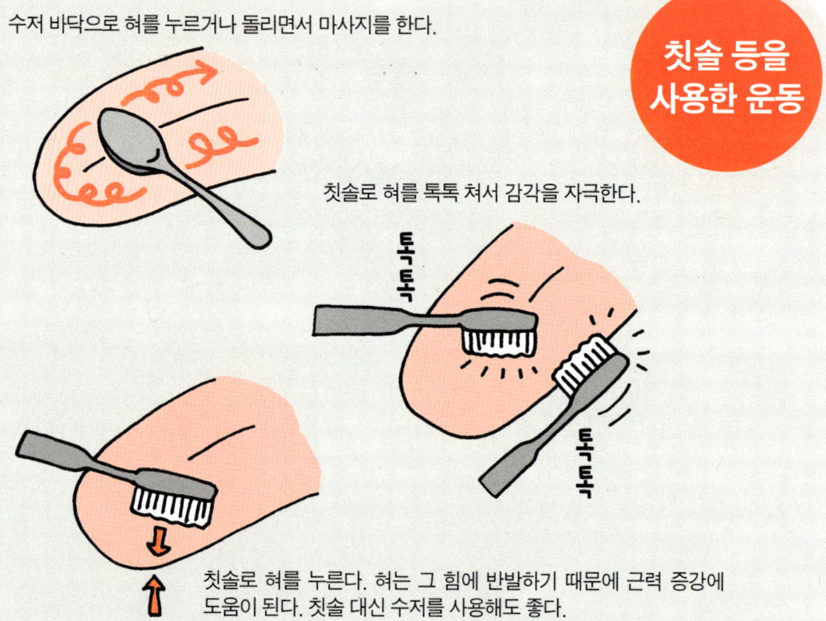
칫솔 등을 사용한 운동
수저 바닥으로 혀를 누르거나 돌리면서 마사지를 한다.
칫솔로 혀를 톡톡 쳐서 감각을 자극한다.
톡톡
톡톡
칫솔로 혀를 누른다. 혀는 그 힘에 반발하기 때문에 근력 증강에 도움이 된다. 칫솔 대신 수저를 사용해도 좋다.

Point

잇솔질을 하고 나서 바로 마사지를 하면 혈액순환도 좋아지고 감각 기능이 저하되는 것을 예방할 수 있다.

전동 칫솔을 사용한 운동

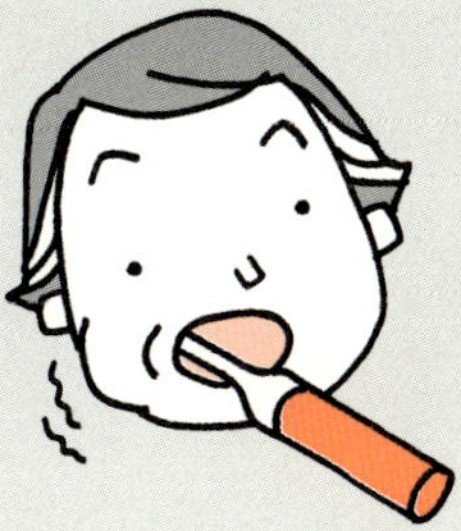

볼에 댈 때에는 칫솔 등쪽이 닿게 한다.

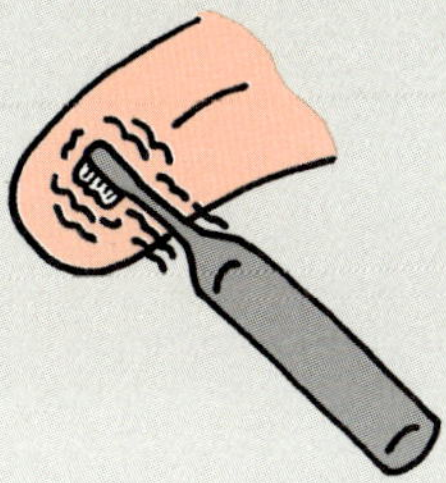

부르르 떨리면서 볼, 혀, 잇몸을 마사지하게 되어 혈액순환도 좋아진다.

COLUMN

웃음으로 치료한다

웃음은 분위기를 좋게 할 뿐만 아니라 건강에도 좋은 효과가 있다. 가장 유명한 것은 웃으면 면역력이 향상된다는 것이다. 웃는 것만으로 암세포를 공격하는 NK세포를 늘리거나 이 세포의 활동을 활발하게 하는 것으로 보고된 바 있다.

또한 류머티스 관절이 있는 사람은 웃음에 의해 통증이나 염증을 일으키는 물질을 감소시킨다는 설도 있다.

입으로만 미소 짓는 웃음이 아닌 배속 깊은 곳에서 **하하~** 소리를 내며 웃으면 복근 훈련도 되어 일거양득이다.

젊음을 되찾는 표정운동

Oral Cavity Care

얼굴 근육은 먹기, 대화하기에 필요할 뿐만 아니라 젊은 표정도 만들어낸다.

얼굴 근육은 별로 사용하지 않는다

나이를 먹어도 젊어 보이고 웃는 얼굴을 간직하고픈 것은 분명 많은 사람들이 바라는 소망일 것이다.

하지만 웃는 얼굴을 만들고 싶어도 얼굴 근육을 잘 움직일 수가 없다면 부자연스러운 표정이 되거나 무표정한 표정이 될 것이다.

입을 오무리거나 벌리거나 할 때 사용하는 구륜근과 볼을 끌어올리는 협근, 그리고 턱을 움직이거나 목을 움직이는 근육은 표정뿐만 아니라 씹기와도 관련이 있다.

편마비나 파킨슨병 등에 의해 운동장애가 있는 사람, 표정이 결핍된 고령자는 의식적으로 얼굴 근육을 움직여본다.

의식하지 않아도 웃는 얼굴이 되는 것이 최상

얼굴 근육은 의식적으로 체조를 하고 움직이는 방법도 있지만 의식하지 않아도 웃는 얼굴이 되는 환경을 만드는 것도 중요하다.

사람들과 즐겁게 이야기를 나누거나 좋아하는 것을 하는 시간을 늘리면 자연스럽게 얼굴 표정도 풍부해진다.

인지장애 환자의 경우 애완동물과 생활함으로써 생물을 사랑하는 감정을 느끼거나 웃음을 띠는 일도 드물지 않다.

또한 얼굴 표정은 전염된다. 간병하는 사람이 싫은 얼굴을 하고 있으면 환자도 싫은 얼굴이 되고 반대로 웃는 얼굴을 하고 있으면 환자도 웃는 얼굴이 된다. 간병하는 사람이 스트레스를 받지 않도록 간병 서비스 등을 잘 활용한다.

Point

표정근을 단련하기 위해서는 의식하지 않아도 웃는 얼굴이 될 수 있는 환경을 만드는 것이 가장 효과적이다.

표정을 풍부하게 하는 안면체조

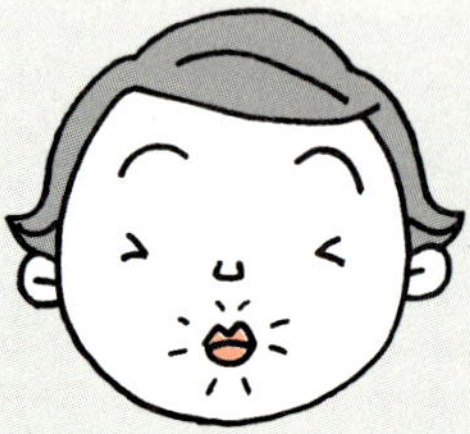

시큼한 표정. 얼굴 중심에 눈 · 코 · 입이 모아지게 한다.

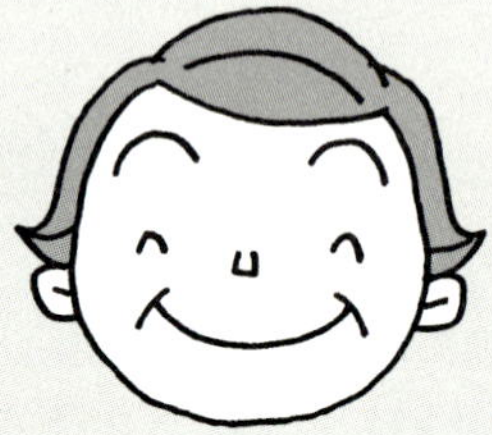

방긋이 입 가장자리를 올린다.

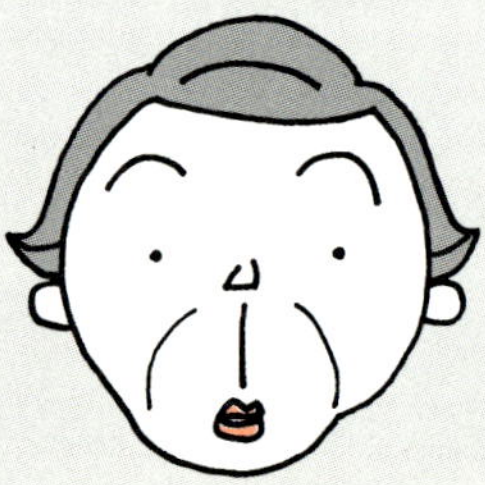

오랑우탄처럼 얼굴을 위아래로 늘인다.

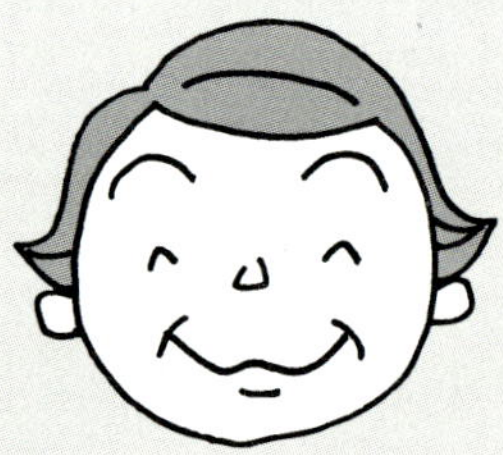

입술을 안쪽으로 둥글게 한다.

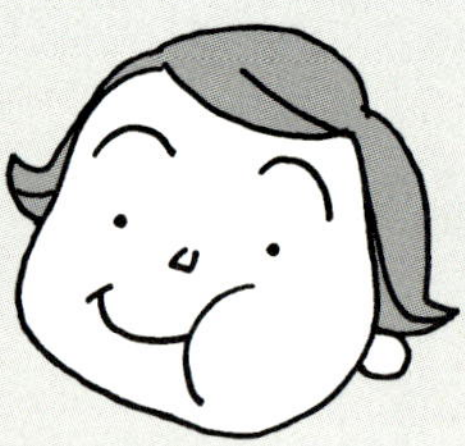

볼을 부풀리거나 쭈그러뜨린다. 한쪽씩 번갈아가며 한다.

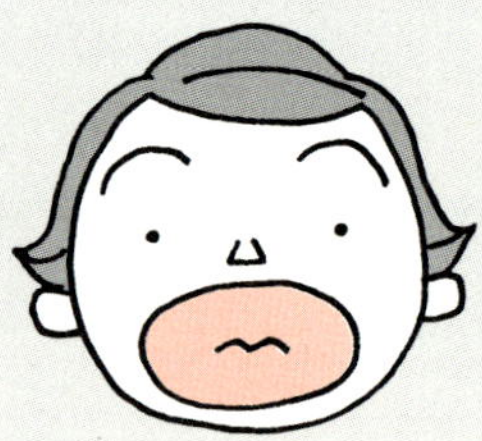

입을 크게 벌린다.

다른 사람과의 커뮤니케이션을 위한 말하기운동

Oral Cavity Care

말을 하는 것은 고도의 뇌 기능. 사용하지 않으면 점점 뇌가 노화된다.

대화를 하지 않는 원인의 대부분은 뇌 장애 때문이다

다른 사람과 대화를 할 때에는 먼저 그 사람의 말을 듣고 이해한 후 자신의 머리 속에서 할 말을 정리하여 말로 표현한다.

말하는 것에 장애가 있는 사람은 대부분 뇌졸중 등에 의해 뇌의 언어중추가 장애를 받는 것이 원인이다.

다른 사람의 말을 듣고 이해하는 것이 가능하다 해도 스스로 말을 하지 못하는 사람 또는 말을 조합하지 못해 말로 표현하지 못하는 사람 등 여러 부류가 있다(실어증).

노래는 즐거운 발음훈련

말하기운동에는 여러 가지 방법이 있는데 그 중에서도 음악요법이 효과적이다.

대화를 하는 것이 좀 서툴다 해도 노래방 화면을 보고 밑에 나오는 자막을 보며 가사를 술술 읊는 사람도 적지 않다. 기본적으로 좋아하는 노래면 무엇이든 상관없으며 고령자의 경우 젊었을 때 좋아하던 노래이어도 좋다.

또한 실어증인 경우라도 대화 방법을 고려하여 커뮤니케이션을 할 수 있다.

예를 들면 "어떠세요?" "어떻게 생각하세요?" 처럼 복잡한 대답을 요하는 질문보다는 "네" "아니오" 로 대답하도록 질문을 하면 대답하기가 쉬워진다.

먹는 훈련이 말하는 훈련도 된다

말을 하지 못하는 원인이 구강 때문인 경우도 있다. 예를 들면 혀가 잘 움직이지 못하거나 상악의 근육이 저하되었을 경우는 말이 잘 나오지 않는다.

대부분 편마비 등으로 인해 운동장애가 있는 사람인데 입 안의 오염이 심해져 혀의 움직임을 방해하는 경우도 많다.

이런 경우는 먹는 훈련을 하는 것 자체가 대화 훈련이 되기도 한다.

혀의 움직임이나 입술의 움직임을 좋게 하기 위한 발음 훈련은 먹기와 동시에 말하기에도 도움이 된다.

이러한 발음 훈련을 매일매일 즐겁게 하자.

Point

노래를 계기로 말이 나오는 경우도 있다. 주위 사람들이 칭찬을 해주고 잘 들어주면 말도 하게 된다.

"파, 타, 카, 라"로 발음훈련

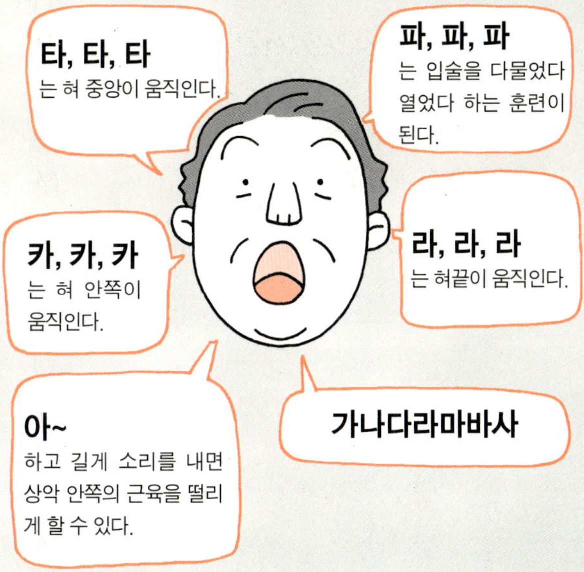
타, 타, 타
는 혀 중앙이 움직인다.
파, 파, 파
는 입술을 다물었다 열었다 하는 훈련이 된다.
카, 카, 카
는 혀 안쪽이 움직인다.
라, 라, 라
는 혀끝이 움직인다.
아~
하고 길게 소리를 내면 상악 안쪽의 근육을 떨리게 할 수 있다.
가나다라마바사

'파, 파, 파' '타, 타, 타' .....하고 큰 소리로 말해보자.

장관내 영양 환자의 입으로 먹는 훈련

Oral Cavity Care

무리하지 말고 수저로 한 숟갈씩 젤리부터 시도한다. 먹는 즐거움을 느끼게 할 수 있다.

입으로 먹고 싶다고 할 때

음식을 입으로 먹는다는 것은 자신이 살아 있음을 기뻐할 수 있는 일 중 하나이다. 코에 튜브(관)를 통과시켜 유동식을 하는 사람들을 보면 "다시 입으로 먹는 게 소원"이라는 말을 자주 듣는다.

장관내 영양을 계속 하면서 입으로 먹는 연습을 해보는 것은 매우 의미 있는 일이다.

세 가지 조건을 확인한다

장관내 영양 환자라도 다음과 같은 세 가지 조건을 만족시키면 입으로 하는 식사를 시도해 볼 수 있다.

첫째, 의식이 분명해야 한다. 말을 걸었을 때 얼굴이나 눈을 돌려 분명하게 반응할 수 있어야 하는 것이 절대 조건이다.

둘째, 입을 다물고 있을 수 있어야 한다. 음식을 삼킬 때에는 반드시 입술을 다물고 넘기는데, 빨대 같은 것으로 물을 1~2방울 혀 위로 떨어뜨렸을 때 입술을 다무는 정도라면 안심할 수 있다.

셋째, 음식을 삼킬 때 목이 확실하게 위아래로 움직이는지 확인해야 한다. 남성은 목젖이 나와 있어서 쉽게 알 수 있지만 여성의 경우 목젖에 가볍게 손을 대어 상하 움직임을 보고 알 수 있다.

처음에는 젤라틴 젤리부터

입으로 먹는 식사를 하지 않은지 한참 된 사람은 갑자기 물을 꿀꺽 마신다거나 고형 음식물을 먹을 수가 없다.

처음에는 차나 물을 젤라틴 젤리로 굳힌 것부터 시도해본다. 젤라틴 젤리는 흘릴 염려가 있는 사람이라도 삼키기가 쉬우며 만일 기관으로 넘어갔다 해도 18도 이상이 되면 녹기 때문에 비교적 안전하다.

젤라틴 젤리의 농도로 가장 좋은 것은 1.6%이며, 수저로 떴을 때 살랑살랑 흔들리는 정도의 굳기이다.

처음에는 수저로 1~2번씩 주는 것부터 시작한다.

참고로 푸딩은 젤리와 매우 유사하지만 증점제나 한천이 들어 있기 때문에 녹지 않는다. 이런 것을 잘못 삼켜 오연되었을 경우 폐렴을 일으키기 쉬우므로 피하도록 한다.

오연되었을 경우는 24시간 이내에 증상이 나타난다

젤라틴 젤리를 시도할 때에는 안전한 자세를 취하도록 한다(p.128 참조).

또한 시도한 후에는 오연성 폐렴을 일으키지 않는지 상태를 잘 지켜보는 것이 중요하다. 젤라틴 젤리를 먹고 24시간 이내에 열이 나거나 의식이 멍하거나 하지 않으면 안심해도 된다.

폐렴 여부 확인은 폐렴 체크포인트를 참고한다(p.155 참조).

Point

장관내 영양 환자라도 세 가지 조건을 만족한다면 입으로 먹는 연습을 시도할 수 있다.

COLUMN

병원에서는 장관내 영양으로 할 것인지, 입으로 식사할 것인지 둘 중 택일

저작이나 연하에 문제가 있는 고령자가 입으로 음식을 먹기 위해서는 옆에서 돕는 사람의 좀 더 많은 시간과 수고를 필요로 하며 오연성 폐렴 같은 위험성도 있다. 따라서 대부분의 병원에서는 장관내 영양을 선택하게 한다.

하지만 장관내 영양 환자가 입으로 먹는 연습을 병원에서 하기에는 무리가 있다. 장관내 영양과 일반 식사 중 하나만 택해야 하며 이는 제도적으로 복잡함을 피하기 위해서이다.

병원에서 장관내 영양을 하라고 한 사람은 퇴원 후 자택에 돌아와서도 병원에 있을 때처럼 장관내 영양을 계속하는 것이 대부분이다.

하지만 다시 입으로 먹는 연습을 하고 싶다고 하는 경우도 있을 수 있다. 구강운동훈련을 잘 알고 있는 구강전문가 및 방문간호사 등과 상담하여 젤리식부터 시작해 본다.

종말기나 장관내 영양 시기에도 구강운동훈련은 중요

Oral Cavity Care

조금이라도 입의 기능을 사용하는 것이 폐렴 예방과 전신상태 회복으로 이어진다.

폐렴의 횟수가 줄었다

평생 자신의 입으로 음식을 먹기 바라는 사람이 많다. 하지만 종말기 상태가 되었더라도 입으로 음식을 먹는 것이 얼마나 큰 의미가 있는 것인지는 그다지 알려져 있지 않은 것 같다.

니이가타 대학의 치학부에서는 다음과 같은 실험을 하였다.

장관내 영양을 하고 있는 고령자를 두 그룹으로 나누어 한 그룹에게만 젤라틴 젤리를 입으로 먹게 하였다. 젤리의 양은 일주일에 한 번 40cc만 주었다.

3년간 경과를 지켜본 결과 젤리를 먹지 않은 그룹은 1인당 평균 연간 6~7회 폐렴을 일으켰다. 3년 중에는 폐렴을 일으키는 횟수가 8회로 늘어 사망한 사람도 있었다.

한편 젤리를 먹인 그룹은 폐렴을 일으키는 횟수가 평균 2회로 젤리를 먹지 않은 그룹과 비교하여 큰 차이를 보였다. 폐렴으로 사망한 사람의 수도 먹지 않은 그룹보다 훨씬 적었다.

이러한 차이는 무엇을 의미하는 것일까?

조금이라도 극적으로 변화하는 입 안

단지 40cc에 불과하지만 입으로 먹느냐 먹지 않느냐의 차이는 폐렴 예방과 수명에까지 영향을 준다.

구강의 기능은 사용하지 않으면 가속적으로 저하되는데 조금이라도 사용하면 이렇게 극적으로 변화하는 일은 없다.

장관내 영양 환자의 입 안은 자정작용이 저하되고 하얀 백태가 끼지만 적어도 입으로 먹으면 자정작용이 기능하여 윤기가 도는 핑크색으로 변한다.

또한 입으로 먹으면 뇌를 자극하여 의식 수준도 향상된다. 이제까지는 옆에서 불러도 반응이 둔했던 사람이 확실하게 눈길을 돌리거나 경우에 따라서는 말도 하고 표정이 풍부해지는 경우도 결코 꿈같은 이야기가 아니다.

입 안은 전신상태를 볼 수 있는 거울이라고도 한다. 전신상태가 좋으면 입 안은 깨끗해지고 입 안이 깨끗해지면 전신상태도 좋아진다.

따라서 마지막까지 구강의 기능에 작용하는 구강운동훈련과 구강관리는 매우 의미 있는 일이라 할 수 있다.

Point

입 안을 깨끗하게 하여 자정작용을 하게 하면 폐렴 예방과 의식 수준 향상으로 이어진다.

COLUMN

폐렴이 의심되는 체크포인트

앞에서 언급했듯이(p.13 참조) 폐렴으로 사망하는 사람의 대부분이 65세 이상의 고령자이다. 오연성 폐렴 외에도 자리보전 환자의 경우는 아래로 내려간 폐 분비물이 고여 2차 감염을 일으켜 폐렴이 되기 쉽다(침하성 폐렴). 또한 감기 합병증으로 폐렴을 일으키기 쉽다.

이상한 증세를 빨리 발견하여 적절한 대응을 하는 것이 무엇보다 중요한데 고령자의 경우 무열성 폐렴이라고 해서 열이 나지 않는 폐렴도 있으므로 주의해야 한다. 폐렴이 심해지면 몸에 기운이 없어 식사뿐만 아니라 물조차 마실 수 없는 상태가 되며 안색도 나빠진다. 자리보전 환자나 연하장애가 있는 사람은 평소 다음에 열거하는 증상에 주의를 기울여 조금이라도 이상하다고 여겨지면 열, 맥박수, 호흡수 등을 확인하고 이상이 있으면 의사에게 연락을 하도록 한다.

폐렴 체크포인트

① 평소에 비해 다른 점은 없는가?
② 안색이 나쁘지 않은가? 추운 듯한 얼굴을 하고 있지 않은가?
③ 얼굴 표정이 어떤가? 생기가 있는가?
④ 기침이나 가래는 없는가?
⑤ 미열이 계속되지 않는가?
⑥ 식욕은 어떤가?
⑦ 말소리는 어떤가?
⑧ 눈의 움직임은 어떤가? 눈이 초롱초롱한지, 멍한지 살펴보았는가?
⑨ 숨소리가 거칠지 않은가?
⑩ 호흡은 어떤가?

구강운동훈련에 도움이 되는 도구

Oral Cavity Care

주변에서 쉽게 구할 수 있는 물건들을 활용하여 매일 즐거운 마음으로 운동을 계속하자.

도구가 있으면 하고자 하는 의욕이 생긴다

구강운동을 해보고 싶어도 방법을 잘 몰라서 이내 포기하는 경우가 있을 수 있다. 그런 것이 걱정되는 사람이라면 편리한 도구를 활용해 보는 것도 좋은 방법일 것이다. 눈 앞에 간단하게 운동을 할 수 있는 도구가 있으면 운동을 계속할 수 있는 동기부여도 된다.

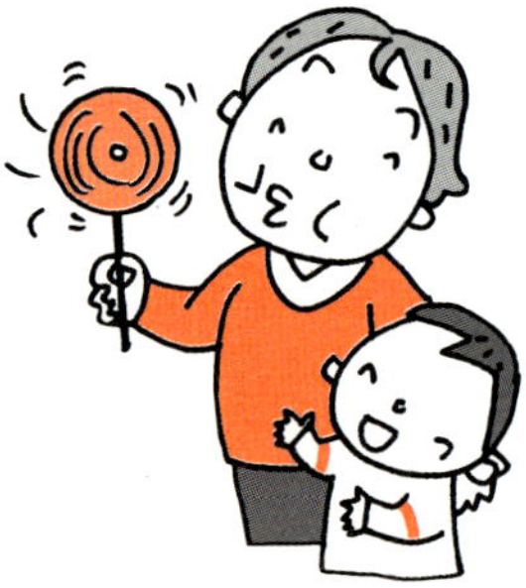

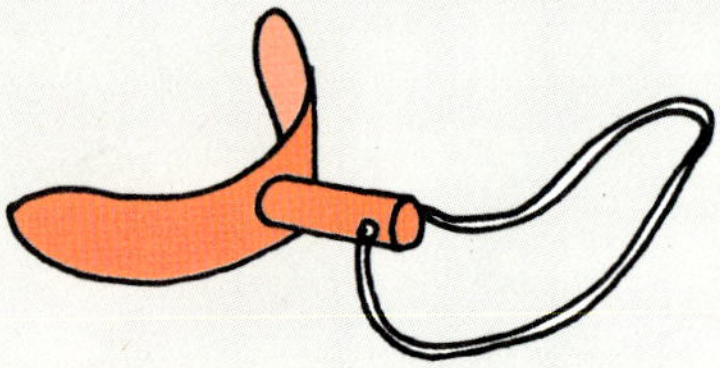

치아와 입술 사이에 장착하여 좌우로 평행이동시키거나 잡아 당긴다.

입술을 다무는 힘을 키우는 것

입 안의 마사지에 도움이 되는 것

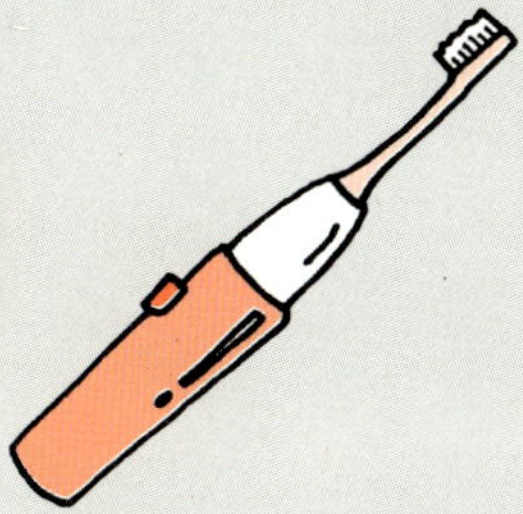

전동칫솔의 등 부분으로 볼 안쪽을 마사지한다.

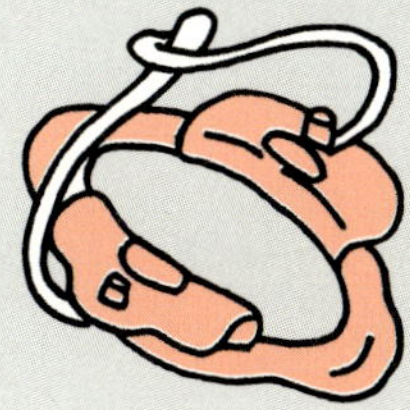

윗입술과 아랫입술 사이에 장착하여 입을 다무는 운동을 한다.

볼의 스트레칭과 혀의 근력을 증강시키는 것

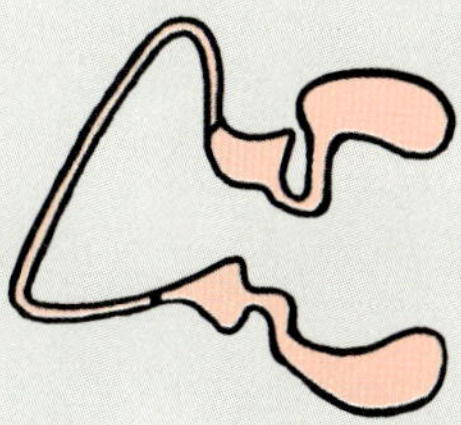

양 볼 안쪽에 장착하여 입을 동그랗게 오므리거나 볼을 잡아당긴다.

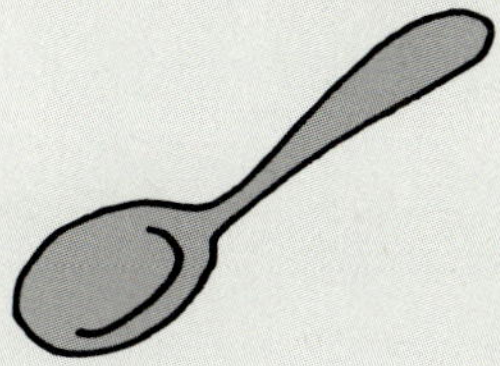

수저를 볼 안쪽에 대고 혀 마사지를 한다.

씹는 힘을 향상시키는 것

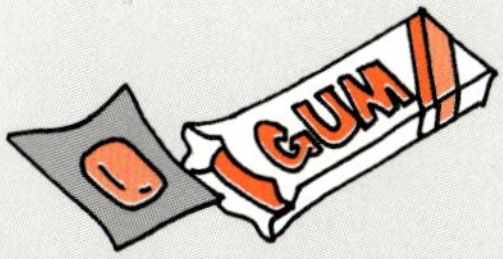

껌을 씹는 것도 효과적이다.

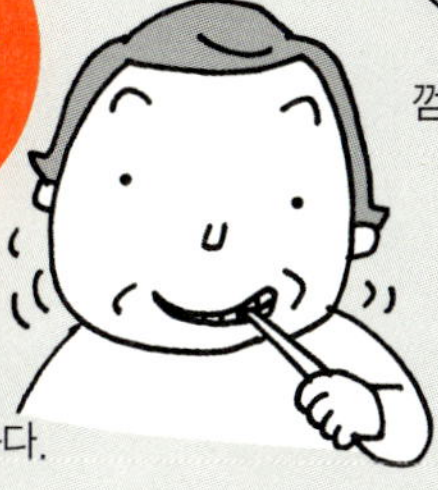

말린 오징어를 씹는다.

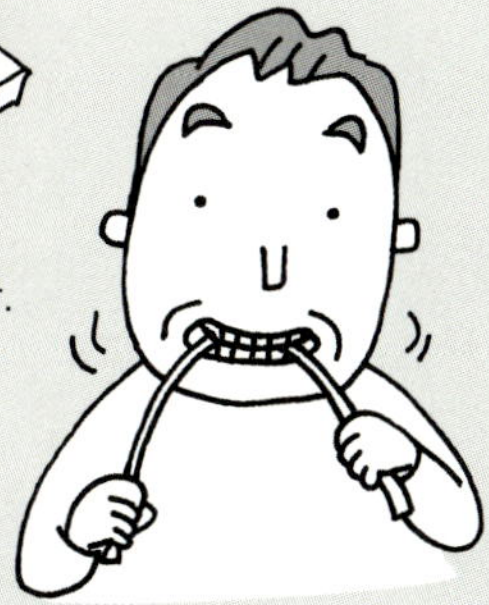

고무튜브를 대구치, 소구치로 천천히 씹는다.

호흡을 조절하는 것

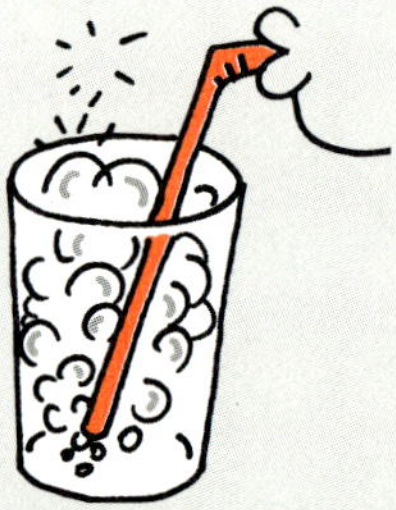

빨대로 거품을 일으킨다.

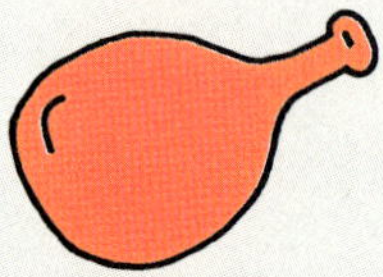

풍선을 분다.

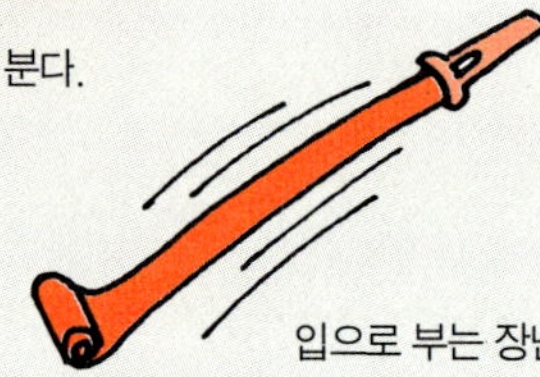

입으로 부는 장난감을 분다.

식사중에 음식이 걸리거나 목이 막혔을 때는?

고령자는 식사중에 음식이 목에 걸리는 경우가 자주 있다. 만일의 사고를 대비하여 응급처치방법을 알아두도록 하자.

식사중에 음식이나 음료가 목에 걸렸을 때는 이를 진정시켜야 하는데 '에헴' 하고 큰 기침을 하여 바로 걸림이 멈추는 경우라면 별로 걱정하지 않아도 된다.

하지만 가르랑거리는 소리가 희미하게 들리거나 좀처럼 가라앉지 않는 경우는 목의 걸림이 그대로 남아있는 상태이다. 그런 경우는 우선 그림 ①과 같이 고령자의 몸을 앞으로 숙이게 하고 등을 두드려 목의 걸림을 제거한 다음 그래도 안되는 경우에는 그림 ②, ③과 같은 방법을 시도해 본다.

고령자 스스로 수평 연하, 수직 연하를 하게 한다.

①

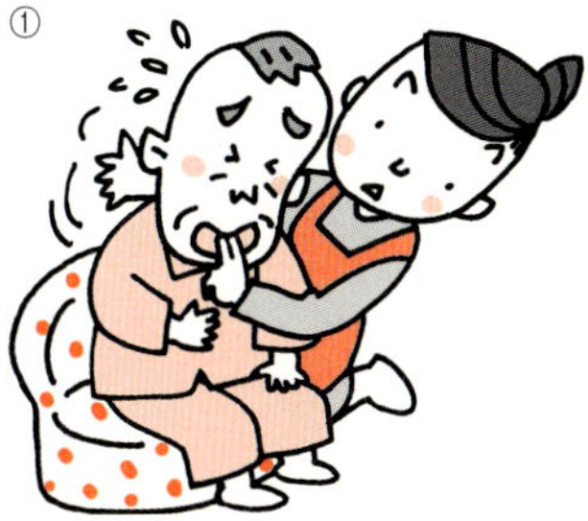

고령자의 몸을 앞으로 약간 숙이게 하여 입 안에 손가락을 넣고 혀를 눌러주면서 등을 두드려 크게 기침을 하게 한다.

②

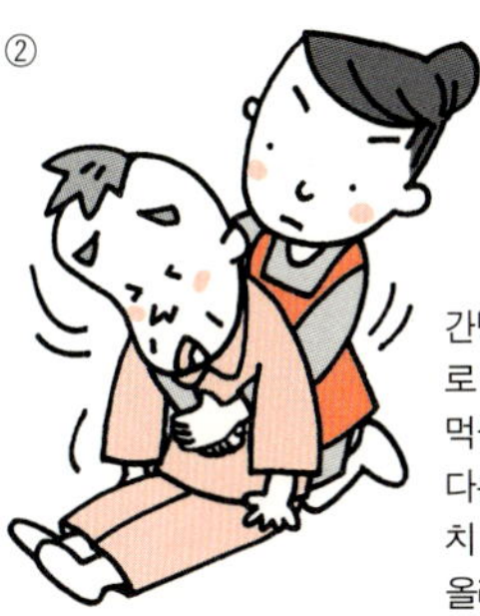

간병인이 고령자의 뒤로 가서 한손으로는 주먹을 쥐고 그 손 위에 다른 한손을 포개어 명치 주변을 강하게 잡아 올리듯이 압박한다.

③

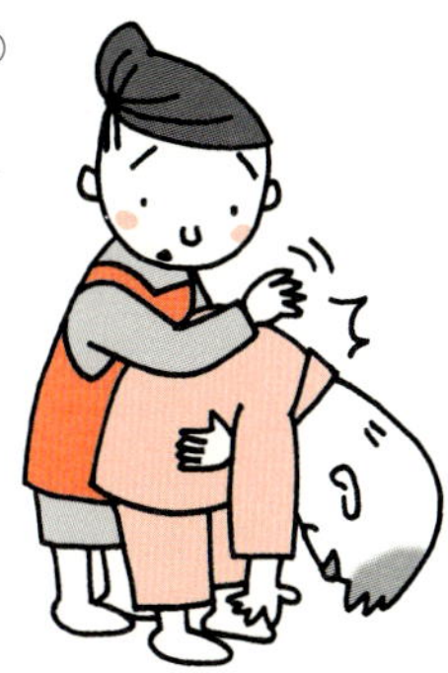

고령자를 일으켜 세우고 간병인이 뒤에서 한손으로 가슴을 받치고 앞으로 숙이게 한 다음 견갑골 사이를 강하게 4~5번 두드린다.

주 의 의식이 없거나 호흡이 곤란할 때에는 바로 응급차를 부른다.

제5장

먹는 사람의 상태에 맞는

먹기 쉬운 식사 연구

식사는 건강을 지키기 위한 기본 요소이다. 병이나 장애 또는 몸 상태가 좋지 못한 경우라도 음식을 먹음으로써 원기를 회복하고 활력을 되찾을 수 있다.
즐겁고 맛있는 식사를 할 수 있는 식생활을 오래 계속하기 위해서는 개개인의 몸 상태에 맞게 그 사람의 취향이나 지금까지의 생활습관도 고려하여 음식을 잘 먹을 수 있도록 지원한다.

먹는 사람의 상태에 맞는 식사 형태 선택법

Oral Cavity Care

고령자의 식사는 그 사람의 상태에 맞는 형태를 선택하는 것이 중요하다.

개인의 상태에 맞는 식사 형태

한마디로 음식을 먹지 못한다고 말할 경우 그 원인은 여러 가지를 생각할 수 있다. 치아가 없어서 잘 씹지 못하는 사람, 의치가 맞지 않아 씹지 못하는 사람, 씹기는 하는데 삼키는 것을 잘 못하는 사람, 아예 음식을 인지하지 못해 먹으려고 하지 않는 사람 등 여러 예가 있다.

이런 경우는 식사 형태를 바꿔주면 자신의 입으로 안전하게 먹을 수 있게 된다. 저작이나 연하의 상태에 맞춘 식사법을 소개하겠다.

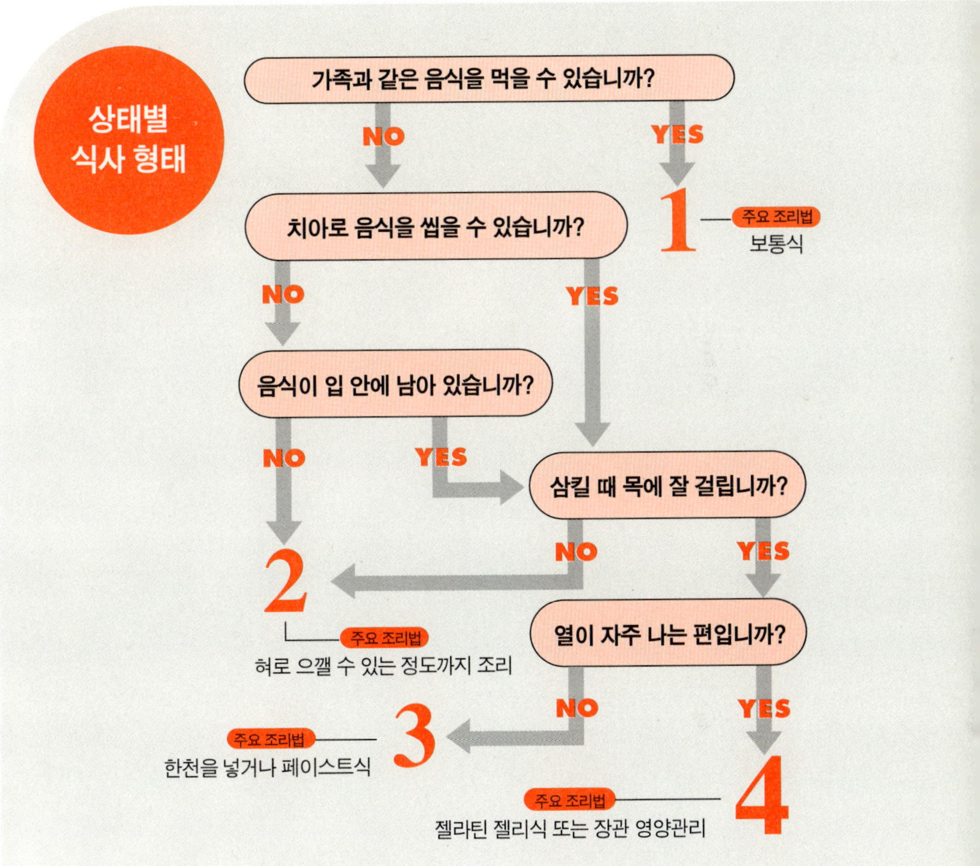

1. 씹거나 삼키는 것이 모두 원만한 경우는 보통식

씹거나 삼키는 데 문제가 없는 경우는 가족과 같은 것을 맛있게 먹게 한다. 단, 고령이 되면 씹는 힘이 저하되어 음식을 목에서 위장으로 보내는 전동운동도 늦어진다. 조금씩 먹기 쉬운 방법을 고안하여 식사의 즐거움을 만끽할 수 있도록 한다(p.165 참조).

2. 씹는 힘이 약해진 사람은 혀로 으깰 수 있는 정도까지 조리한다.

의치가 맞지 않는 사람이나 구강 내 치아 수가 적은 사람은 오래 씹어야 하는 음식은 먹기 힘들다. 씹기에만 문제가 있고 삼키는 데는 문제가 없는 사람은 음식의 형태를 최대한 남기고 자르는 방법이나 조리법을 연구하여 혀로 으깰 수 있는 정도의 굳기까지 조리하는 것이 좋다. 예를 들어 밥의 경우 물의 양을 많게 조리하거나 죽 같은 상태로 해서 준다(p.165 참조).

3. 목에 잘 걸리는 사람은 한천을 넣거나 페이스트식을 준다.

씹는 힘도 약하고 오연되기 쉬운 사람은 한천을 넣거나 무스 상태로 먹는 것이 좋다. 잇몸이나 혀로도 으깰 수 있고 목으로 넘어가는 느낌이 부드럽기 때문에 오연될 위험이 적다.

씹는 것이 거의 불가능한 사람은 음식의 형태를 거의 없앤 페이스트 상태로 곱게 갈아서 준다(p.169 참조).

4. 입으로 먹는 것을 연습하는 사람은 젤라틴 젤리식

씹거나 삼키는 것이 어려운 사람, 장관내 영양을 하던 사람이 다시 입으로 음식을 먹기 시작하려고 할 때에는 젤리식이 좋다. 젤리는 목으로 넘어가는 느낌이 좋을 뿐만 아니라 형태도 어느 정도 있기 때문에 천천히 삼킬 수가 있다. 만약 오연된다 하더라도 18도 이상이 되면 녹기 때문에 폐로 들어간다 해도 그리 위험하지 않다. 차, 물, 과즙, 미음 등 좋아하는 것을 젤리 형태로 굳힌다(p.169 참조).

고령자가 먹기 쉬운 식사 연구 (차트 1~2에 해당하는 사람)

Oral Cavity Care

보통식에서 조금만 더 연구하면 안전하고 맛있게 먹을 수 있다.

가족과 같은 식사로 하되 좀더 배려한다

가족과 같은 식사를 먹을 수 있는 사람이라도 나이가 들수록 식사 시간이 길어지거나 먹는데 어려움을 느끼는 경우가 종종 있다.

늘 즐겁게 식사를 할 수 있도록 식단을 좀더 배려한다.

끈기가 있고 걸쭉하게 한다

타액의 양이 감소되어 입 안이 건조해지기 쉬운 고령자는 퍽퍽한 음식을 먹기가 힘들다. 밤가루나 칡가루, 증점제(p.171 참조) 등을 활용하여 걸쭉하게 만든다.

또한 즙이 있는 음식도 끈기가 있으면 목에 잘 걸리지 않는다. 오히려 술술 넘어가는 상태는 단숨에 목을 통과하기 때문에 오연되기 쉽다.

수분을 충분히 있게 한다

고령이 되면 탈수를 일으키기 쉽기 때문에 식사를 할 때에는 반드시 수분이 있게 한다.

단, 물이나 주스, 된장국처럼 액체 상태 그대로이면 목에 걸리는 경우가 있다. 이런 때에는 끈기가 있게 하거나 젤리처럼 해서 주는 것이 좋다.

물 대신 젤리나 보통식을 교대로 먹으면 오연될 위험이 적다.

수분은 하루에 1,000~1,500ml 정도로 하는 것이 좋다.

먹기 쉬운 크기로

육류는 질긴 부분을 제거하고 씹어 먹을 수 있도록 한다. 감자나 호박 등의 야채는 너무 크면 목에 걸리기 쉬우므로 작게 자른다.

단, 너무 작게 자르면 입에 넣자마자 목으로 넘어갈 수 있으므로 주의한다.

뜨거운 음식은 주의

충분히 식혔다고 해도 걸쭉한 국물류나 튀김 등은 속 부분이 뜨거운 경우가 있다. 간병하는 사람이 환자의 입에 넣어주는 경우는 특히 주의해야 한다.

탕처럼 뜨거운 요리도 목에 걸리는 경우가 있다. 우선 눈으로 즐기고 냄새를 맡으며 어느 정도 식은 다음 입에 넣는다.

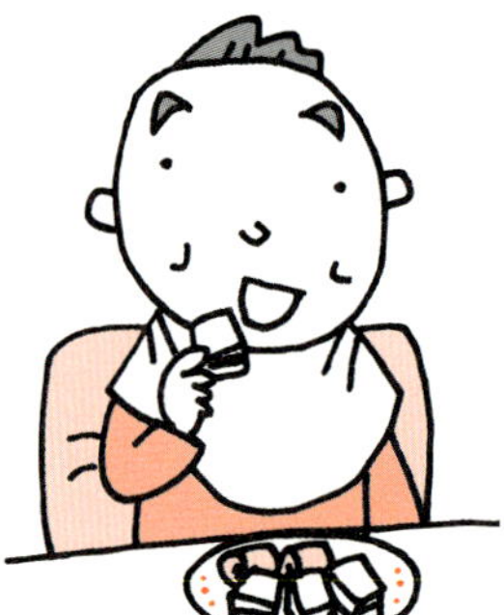

손으로 집어 먹을 수 있는 형태

편마비 등으로 젓가락이나 수저를 잡기 어려운 경우는 손으로 먹을 수 있도록 해주는 것도 좋은 방법이다. 한입 크기의 주먹밥도 괜찮다.

식사 전에 차가운 것을 준다

식사를 하기 전에 차가운 젤리 등을 먹으면 의식이 분명해지고 입 안도 먹을 준비를 하게 된다.

음식 재료를 다양하게 한다

균형이 잘 잡힌 식사를 하기 위해서는 하루에 30가지 재료를 사용하는 것이 좋다. 양은 적더라도 재료를 다양하게 사용하면 변화가 있어 식욕도 더 좋아질 수 있다.

소식한다면 식사 횟수를 늘린다

고령자는 운동량도 적고 위액 분비도 충분하지 않기 때문에 한번에 많이 먹을 수가 없다. 그럴 때에는 하루 3끼 식사 외에 여러 번 나누어서 주도록 한다. 오후 간식 시간에 과자가 아닌 우동이나 미니 샌드위치 등을 주는 것도 좋은 방법이다.

COLUMN

조리법도 더욱 신경쓴다

가족과 같은 요리를 먹는다 하더라도 재료의 밑 준비 등을 좀더 배려하면 먹기가 수월해진다.

육류 : 두드려서 부드럽게 하거나 고기에 칼집을 넣는다. 갈거나 저민고기 요리가 먹기에 쉽다.

어류 : 가시가 걱정되므로 가시를 발라내고 살점을 발라주거나 다져서 으깬 어육으로 하는 것이 좋다.

야채류 : 시금치나 팽이버섯은 의외로 잘 씹지 못하므로 잘게 자른다. 근채류는 칼집을 넣어 부드럽게 삶는다.

절임류 : 단무지나 순무, 오이 등은 얇게 자르거나 칼집을 넣으면 먹기 쉽다.

삼킴에 문제가 있는 사람의 식사 연구 (차트 3~4에 해당하는 사람)

Oral Cavity Care

무리하지 않은 식사 형태로 연습하여 조금씩 형태가 있는 것으로 바꿔나간다.

가장 안전한 것은 젤라틴 젤리식

씹거나 삼키는 데 문제가 있는 사람의 식사 중 가장 안전한 것은 젤라틴 젤리식이다. 젤리의 굳기는 수저로 살짝 뜰 수 있는 살랑살랑한 상태(1.6% 농도)가 가장 좋다. 그 이상 굳어지면 씹어야만 하며 또 너무 부드러우면 목으로 쑥 넘어가버린다.

장관내 영양 환자가 입으로 먹기 시작할 때 연습용으로 사용해도 좋다.

또한 젤리는 주위의 것을 끌어당겨 모아주는 작용이 있다. 보통식이나 부드러운 식사를 하는 사람이 보통식과 젤리, 부드러운 식사와 젤리 같은 식으로 번갈아서 먹으면 오연을 예방할 수 있다.

젤라틴 젤리식 다음은 약간 덩어리지게

젤리식으로 어느 정도 삼키는 연습을 하고 나면 다음은 페이스트 상태의 식사로 넘어간다. 페이스트 상태에도 여러 가지 점도가 있는데 우선은 혀에 넣어도 목으로 넘어가지 않을 정도의 것이 좋다. 시험 삼아 페이스트를 수저로 떠서 위에서 떨어뜨려 본다. 방울방울 떨어지는 것은 너무 부드러운 것이다.

툭하고 어느 정도 덩어리지게 떨어지는 것이 기본이다. 이 정도의 굳기면 천천히 목을 통과하기 때문에 안전하게 삼킬 수 있다.

무스, 한천 등 형태가 있는 것으로

페이스트식을 삼킬 수 있게 되면 다음은 무스 상태의 단계로 넘어간다. 무스는 잇몸이나 혀로 으깰 수 있으므로 조금씩 씹는 훈련도 된다.

무스식에 익숙해지면 한천을 넣은 것으로 바꾸고, 그 다음은 걸쭉한 형태로 진행한다.

색이나 형태로 식욕을 자극한다

식사는 맛만큼이나 겉모양도 중요하다. 환자식은 아무래도 먹기 쉽게 만들기 때문에 겉보기에 먹음직스럽게 보이지 않는 경우가 많다.

고령자에게 먹고 싶은 의욕을 갖게 하기 위해서도 색채나 모양에 신경을 쓴다. 녹, 황, 적, 백 등의 색을 골고루 갖추면 자연스럽게 영양도 밸런스를 이루게 된다.

여러 가지 형태의 틀을 사용해서 재미있는 모양을 내는 것도 하나의 방법이다.

환자식 만들기에 편리한 식품

환자식은 만들기도 어렵고 번거롭다고 생각하기 쉽지만 시판되고 있는 식품을 이용하면 비교적 간단하게 만들 수 있다.

젤라틴 젤리	물이나 녹차, 과즙, 된장국, 콘소메 수프 등을 굳혀서 안전하게 수분을 제거한다.
환자식용 한천 · 소프트 한천	환자식용 한천은 고기나 생선, 감자나 호박 등을 갈아서 체로 거른 것을 굳힐 때 사용한다. 환자식용 소프트 한천은 일반 한천보다 더 부드럽다. 물이나 녹차 등 점성이 적은 것을 굳힌다.
증점제	끈기를 주는 것으로 따뜻하게 하지 않아도 사용할 수 있다. 페이스트 상태로 만든 것의 굳기를 조절하거나 액상으로 된 것에 끈기를 줄 때 사용한다.
고에너지 영양식	장관내 영양 환자에게 주입하는 유동식은 소화흡수가 좋고 영양가가 높은 편이다. 젤리로 굳혀서 먹는 것도 좋은 방법이다.
수분보급 젤리	삼키기가 어려운 사람이라도 마시기 쉬운 젤리 타입의 드링크. 미네랄과 비타민도 포함되어 있다.
베이비 푸드	사과를 갈아서 체에 거르는 등 이유식 페이스트식도 편리하다. 증점제로 굳기를 조절하거나 한천을 넣어서 만들어보자. 베이비 푸드는 성인의 입맛에는 싱겁기 때문에 소금이나 간장을 사용해 간을 맞추는 것도 방법이다.

오연되거나 목에 걸리기 쉬운 음식

Oral Cavity Care

고령자는 작은 자극만 가해져도 목에 걸리거나 오연될 수 있다.

오연은 물론 질식의 위험도 있다

나이가 들면 타액의 양이 줄어들어 입 안이 건조해지기 쉽다. 퍼석퍼석한 것이나 가루가 잔뜩 묻은 음식은 입 안에서 정리하기가 어려워 목에 걸리기 쉽다.

또한 겉보기에는 삼키기 쉬워보이는 매끈거리는 것도 씹어야 하는 것은 질식의 원인이 되므로 특히 주의해야 한다.

수분이 적은 것에 주의

수분이 적은 쿠키나 카스테라, 빵 등은 입 안에서 정리하기가 어려워 목에 걸리기 쉬운 음식이다. 이런 음식을 먹을 때에는 반드시 물과 함께 먹도록 한다. 또한 감자나 호박도 삼키기 어려운 음식이므로 주의가 필요하다.

점성이 강한 것에 주의

특히 떡류는 고령자들이 좋아하는 음식 중 하나이다. 겉보기에 매끈거리지만 목에 걸리면 점성이 강하기 때문에 질식 사고가 자주 일어난다.

떡을 먹을 때에는 작게 잘라서 먹는다.

신 것을 싫어하면

약간의 신맛은 식욕을 자극하지만 신 것을 너무 싫어하면 냄새만 맡아도 목이 막히는 경우가 있다. 신맛이 강한 음식은 맛의 강도에도 신경을 쓴다.

면류는 짧게 자른다

국수는 뜨거울 때 후루룩 먹는 게 제맛이지만 고령자의 경우는 너무 뜨거우면 오연될 우려가 있으므로 주의한다. 면류는 짧게 자르는 등 먹을 때 특히 신경을 쓴다.

한입에 후루룩 먹어버리는 것은 위험

초밥이나 생선회는 한입에 쏙 들어가기 때문에 괜찮을 것처럼 보이지만 의외로 목에 잘 걸리는 음식 중 하나이다. 생선회의 경우 오징어나 문어처럼 치아로 씹어서 끊어야 하는 것은 피하도록 한다.

곤약, 갈분떡, 어묵, 복숭아 통조림 등도 주의가 필요한 음식이다.

입 안에 들러붙기 쉬운 음식도 주의

주먹밥이나 김밥을 먹을 때 김이 끼거나 또는 상악이나 목 안에 들러붙거나 하는 경우가 있다.

또한 국에 들어간 미역도 치아에 잘 붙는 편이다.

작은 것은 특히 주의

참깨는 의치와 잇몸 사이에 끼기 쉽고 목으로 그냥 넘어가버리기 쉽기 때문에 싫어하는 사람이 있다. 맛을 좋아하는 사람은 갈은 참깨를 사용한다.

또한 대두나 땅콩 같은 콩류도 크기가 작아서 숨을 들이쉴 때 순간적으로 기관으로 넘어가버리는 경우가 있으므로 주의한다.

참고로 젊은 사람들 중에 재미 삼아 땅콩을 위로 던져서 입으로 받아먹는 모습을 자주 볼 수 있는데 질식의 우려가 있으니 조심한다.

목에 걸리기 쉬운 음식 10가지

1. 떡
2. 생선회
3. 초밥
4. 생선 가시
5. 사과
6. 어묵
7. 김, 미역
8. 곤약
9. 참깨, 콩류
10. 카스테라

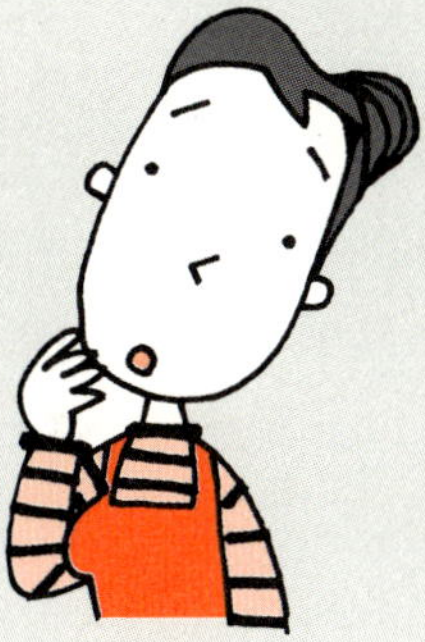

병이 있거나 컨디션이 안 좋은 사람의 식사

Oral Cavity Care

병이 있거나 컨디션이 안 좋을 때에는 먹기 쉬운 식사로 필요한 영양을 보충한다.

구내염이 있을 때의 식사

구내염은 정신적으로 스트레스를 많이 받거나 체력을 많이 소모함으로 인해 생기는 경우가 많다.

구내염이 있으면 음식이나 음료가 스며들기 때문에 뜨거운 음식이나 감귤류, 간장 등 자극이 있는 것은 피하는 것이 좋다. 입에 닿는 자극이 적고 뜨거운 것보다는 약간 시원한 것을 권한다.

또한 구강 점막의 재생을 돕는 비타민 B군·A·C 등을 많이 섭취하도록 신경을 쓴다.

잘 낫지 않는 사람은 영양 밸런스가 깨진 것이 원인인 경우가 많다. 소량이라도 영양가 높은 계란 요리를 섭취하게 한다.

구내염이 있을 때 추천메뉴

- **장어 냄비요리**
  장어에는 피부나 점막을 정상적으로 유지시켜주는 비타민 A가 풍부하게 들어 있다. 녹황색 야채와 함께 끓이다가 계란을 넣으면 완성된다.

- **계란 찜**
  계란은 영양가가 높은 훌륭한 식품이다. 계란 요리 중에서도 찜 요리는 목으로 넘어가는 느낌이 가장 좋으며 먹기도 쉽다. 닭고기나 새우 등 좋아하는 것을 넣어 약간 싱겁게 만든다.

✖피해야 할 음식
향신료, 키위, 파인애플 같은 신맛이 강한 것이나 건어물 등 짜고 매운 것

입 냄새가 있을 때의 식사

입 냄새의 원인은 여러 가지를 생각할 수 있는데 치주병이나 치아우식증 등이 가장 일반적이다. 심한 입 냄새는 식욕도 저하시키므로 구강관리를 하여 개선하도록 한다.

이런 경우의 식사는 치아에 들러붙기 쉬운 비스킷이나 쿠키 같은 것은 되도록 피한다. 또한 당분은 치아우식증 원인균의 먹이가 되어 입 냄새가 점점 더 심해진다.

타액 분비를 좋게 하기 위해서는 레몬즙을 조금 넣은 물을 식전에 마시는 것도 좋다. 녹차에 포함된 카테킨은 입 냄새를 억제하는 효과가 있다.

입 냄새 예방의 추천메뉴

● 녹차 활용

녹차에 함유되어 있는 카테킨이 입 안을 상쾌하게 해준다.

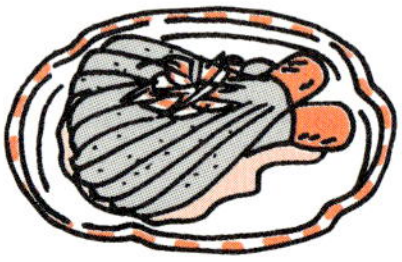

변비가 계속될 때의 식사

변비에는 주로 3가지 타입이 있다.

첫째는 장의 움직임이 저하되어 일어나는 이완성 변비, 둘째는 스트레스 등으로 인해 장의 긴장이 높아지는 경련성 변비, 셋째는 질병이 원인이 되어 장의 통과 장애가 일어나는 병원성 변비이다.

고령자에게서 가장 많이 볼 수 있는 것은 이완성 변비이다. 장 전체가 이완되어 움직임이 나빠지기 때문에 변의 통과가 늦어져서 대부분 변이 딱딱하고 굵다.

이에 비해 경련성 변비는 토끼 똥처럼 방울방울 작은 변이며 복통을 수반한다.

이완성 변비에는 식이섬유나 수분을 많이 섭취하여 변의 부피를 늘리는 것이 중요하다. 요구르트 등으로 장내의 유산균을 늘리는 것도 좋은 방법이다.

한편 경련성 변비의 경우는 식이섬유를 피하고 장을 자극하지 않도록 한다. 장내에서 발효하기 쉬운 고구마 등은 피한다.

변비일 때의 추천메뉴(이완성 변비인 경우)

- **현미죽**
  현미는 식이섬유가 풍부하다. 고령자들도 먹기 쉽도록 죽으로 만들면 좋다.

- **고구마와 사과 찜**
  식이섬유가 풍부한 고구마와 정장작용이 있는 사과의 조합은 변비가 있는 사람에게 아주 좋다. 설탕과 레몬즙으로 맛을 낸다.

✖주의
복통을 수반하는 경련성 변비의 경우는 식이섬유를 피해야 한다.

설사를 할 때의 식사

설사는 식중독이나 소화가 잘 안 되는 것을 먹었을 때 외에도 차가운 음식이나 정신적 스트레스 등에 의해서도 일어난다.

차가운 음식이나 자극성이 있는 음식은 피하고 되도록 소화가 잘 되는 것을 먹도록 한다. 그 중에서도 흰살생선이나 계란, 닭 가슴살 같은 단백질이 풍부한 것이 좋다. 식이섬유는 가급적 피한다. 또한 설사가 계속되면 탈수를 일으키기 쉬우므로 끓여서 식힌 물이나 보리차 등을 충분히 제공하여 수분을 보충해준다.

설사를 할 때의 추천메뉴

● 닭 가슴살 크림 스튜
단백질이 풍부한 닭 가슴살은 그냥 먹으면 퍽퍽한 것이 단점이다. 먼저 소테(버터나 기름으로 지진 요리)로 만든 후 콘소메 수프에 탈지우유를 섞어서 끓인다.

● 흰살생선 구이
농어, 광어, 대구, 가자미 등 흰살생선을 쿠킹 호일로 싸서 굽고 레몬즙을 뿌린다.

✖피해야 할 음식
식이섬유, 향신료, 차가운 것

욕창이 있을 때의 식사

욕창은 오랫동안 같은 자세를 계속 취함으로써 혈액순환이 나빠지거나 피부에 상처가 생겨 일어난다.

욕창을 치료하기 위해서는 잠을 잘 때 몸을 돌려주어 압력을 분산시키고 혈액순환을 좋게 하는 것이 효과적이다. 이와 동시에 단백질을 풍부하게 보충하여 영양상태를 좋게 하는 것이 빨리 치료할 수 있는 포인트이다.

욕창으로 인해 벌어진 피부 상처를 아물게 하고 새로운 피부가 빨리 올라오도록 하기 위해서는 단백질 외에 아연과 구리, 비타민 A가 필요하다. 또한 혈액순환을 좋게 하기 위해서는 철분이나 비타민 C도 필요하다.

자리에 누워 지내는 환자의 경우 식사를 잘 하지 못하는 사람은 시판되고 있는 고에너지 영양보조식품 등을 이용하는 것도 좋은 방법이다.

욕창이 있을 때의 추천메뉴

● 굴 크림 스튜
굴은 욕창을 치료하는 작용이 있는 아연과 구리 등 미네랄을 풍부하게 함유하고 있다. 우유를 섞어주면 칼슘과 단백질도 함께 섭취할 수 있다.

● 코코아 무스
아연이 함유되어 있는 코코아에 단백질이 풍부한 우유를 넣는다. 자리에 누워 지내는 환자의 경우 연하가 어려운 경우도 있기 때문에 무스로 만들면 먹기에 더욱 편하다.

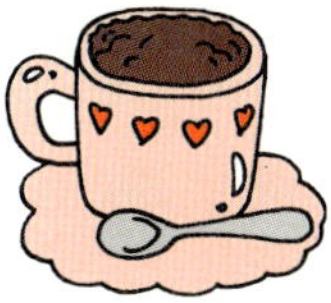

골다공증을 예방하는 식사

고령자나 폐경 후 여성은 뼈가 약해져 작은 충격만 가해도 압박골절을 일으키기 쉽다.

자리에 누워 지내는 환자들의 대부분이 골절 때문이다. 가급적 골절되지 않도록 주의해야 하며 식사에도 주의를 기울여 뼈를 튼튼하게 한다.

뼈를 만드는 데는 칼슘과 칼슘 흡수를 돕는 비타민 D가 필요하다.

골다공증일 때의 추천메뉴

● 잔솔잎과 잔멸치 볶음
칼슘이 풍부한 잔솔잎과 잔멸치를 함께 조리한 것은 반찬으로도 매우 훌륭하다. 믹서에 갈아 한천을 넣어 조리해도 좋다.

● 정어리 찜
정어리 찜을 된장 국물에 넣어 조리한다. 탈지우유를 넣으면 칼슘이 더욱 풍부해진다.

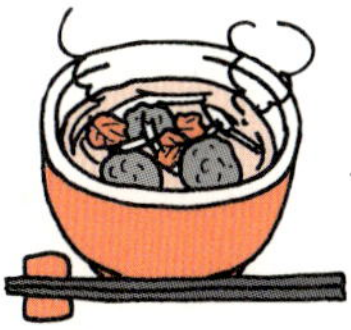

당뇨병이 있을 때의 식사

당뇨병이 있는 사람은 먼저 자신에게 필요한 섭취에너지를 계산하고 거기에 맞춰서 식사를 조절하는 것이 전제가 되어야 한다.

식이섬유가 풍부하고 생선 위주의 식사가 가장 이상적이다. 동물성 지방은 가급적 피하고 식물성 지방을 섭취하도록 한다.

또한 혈당을 상승시키지 않도록 하기 위해 당질을 많이 섭취해서도 안 된다. 열량이 높은 음식도 피해야 하기 때문에 저열량식품이나 인공감미료를 사용하거나 해조, 버섯, 곤약 등의 열량이 없는 음식으로 공복을 채운다.

또한 당뇨병이 있는 사람을 위한 식사가 시판되고 있으므로 잘 활용해보는 것도 좋은 방법이다.

당뇨병이 있을 때의 추천메뉴

- **버섯 덮밥**
  버섯이나 곤약, 당근 등을 많이 넣고 볶아서 덮밥으로 먹는다. 밥의 부피도 늘어나기 때문에 당질 과섭취를 막을 수 있다.

- **야채를 곁들인 생선찜**
  백포도주로 냄새를 없앤 흰살생선을 찌고 잘게 썬 야채(당근, 양파, 아스파라거스 등)를 곁들인다.

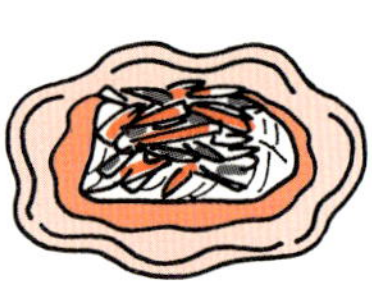

뇌졸중 재발을 예방하는 식사

뇌졸중 환자는 원래 고혈압이나 고지혈증 같은 원인 질환을 가지고 있다. 뇌졸중은 발작을 반복하면 그 때마다 증상이 심해져서 인지장애 증상을 진행시키는 원인이 된다.

따라서 인지장애 예방을 위해서는 매일 식사시 고혈압, 고지혈증을 개선하는 식생활을 하는 것이 중요하다.

포인트는 동물성 지방을 줄이는 것이며, 그 대신 올레인산이나 리놀산이 많은 식물유를 사용한다.

등푸른 생선은 DHA, EPA 등을 풍부하게 함유하며 혈전을 만들지 않는 작용이 있다. 혈액을 깨끗하게 하는 양파 등도 자주 먹도록 한다.

뇌졸중 예방을 위한 추천메뉴

- **계란 양파수프**
  양파는 수직으로 잘라서 양파수프로 부드럽게 끓이고 계란국에 넣어서 만든다.

- **고등어 튀김**
  고등어 토막을 튀겨서 유자나 레몬즙을 짜서 뿌린다.

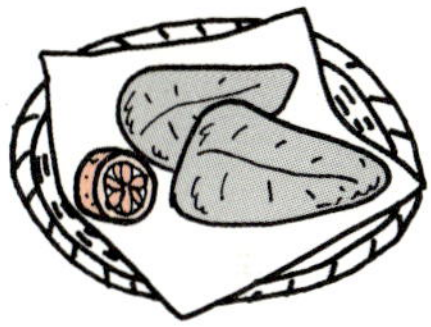

COLUMN

젤리식의 점도는 시간과 온도로 조절

젤리의 가장 좋은 점도는 수저로 떴을 때 살랑살랑 흔들리는 정도이다.

젤리는 냉장고에 오래 보관하여 차갑게 하면 굳어지며 상온에 두면 녹아서 말랑해진다. 식사를 할 때 가장 좋은 점도가 되도록 미리 잘 조절하자.

젤리 만드는 법은 제품에 따라 다르므로 겉포장의 표시내용을 참고하도록 한다.

맛있는 혼합식의 핵심

혼합식도 맛이 중요하다. 누구든 먹었을 때 맛이 없으면 더 먹고 싶지 않을 것이다. 맛있게 만드는 핵심은 우선 조리한 것을 믹서에 가는 것이다. 믹서에 가는 것이므로 생선찜 같은 것을 사용하면 맛이 떨어진다.

두 번째 핵심은 점도 조절이다. 수프나 우유, 주스 등으로 조절한다. 필요에 따라 증점제를 사용하여 끈기를 주면 좋다. 또한 연하에 문제가 있는 사람은 냄비로 옮겨 젤라틴이나 한천으로 굳힌다.

세 번째 핵심은 겉모양이다. 음식은 맛도 중요하지만 외관도 중요하므로 그릇 등으로 계절감을 연출한다. 물론 음식을 모두 믹서에 가는 것은 피한다.

식욕이 없을 때의 식사

기본적인 식사는 1일 3식이지만 고령자의 경우는 반드시 규칙적으로 배가 고픈 것이 아니다. 특히 활동량이 적은 사람은 식욕에 기복이 심하다. 점심과 저녁 식사를 먹지 않았다가 밤중에 배가 고프다고 호소하는 경우도 적지 않다.

또한 계절 변화 등에 의해서도 식욕이 없어지는 경우가 있다. 이는 기압 변화와 관련이 있는 것으로 알려졌다.

어떤 경우든 간병하는 사람은 한끼 정도 안먹었다고 해서 너무 걱정하지 말자. 3~4일 지나면 점차 식욕이 생기는 경우가 많으므로 그 동안은 탈수 등에 주의하면서 지켜보자.

식욕이 없을 때에는 영양을 고려하기보다는 우선은 평소 좋아하는 것을 먹게 한다.

또한 색 배합이나 모양 등도 보기 좋게 담고 향도 즐길 수 있도록 하여 먹고 싶은 욕구가 생기게 하는 것이 중요하다.

제철 재료를 메뉴에 넣어 계절감을 주면 뇌를 자극하는 효과도 있다.

식욕이 없을 때의 추천메뉴

- **매실 장아찌**
  매실 장아찌의 새콤한 맛이 식욕을 자극하는 효과가 있다.

- **참치 젤리 샐러드**
  젤라틴을 수프로 끓여서 소금과 마요네즈로 맛을 내고 참치와 야채(당근 등)를 넣어 차갑게 한다.

COLUMN

잘게 썬 음식은 역효과?

치아가 약해진 고령자들을 위해 먹기 쉽게 해준다고 재료를 잘게 써는 경우가 있다. 겉보기에는 먹기 쉬울 것처럼 보여도 실제로는 오히려 역효과인 경우가 있다. 특히 혀의 움직임이 좋지 않은 사람이나 연하에 문제가 있는 사람은 잘게 썬 음식을 피하는 것이 좋다.

그 이유는 잘게 썬 식재는 입 안에서 잘 정리되지 않아 입 속에 남기 쉽기 때문이다. 남은 음식 조각이 숨을 들이쉬는 과정에 기관으로 들어가 오연의 원인이 되는 경우가 있다. 잘게 써는 것보다는 부드럽게 끓이거나 무스 상태로 하는 것이 더 낫다.

고령자의 탈수에 주의!

고령자의 경우 식욕부진이 계속되면 금세 탈수증상을 일으킨다. 본인 스스로 목마름을 느끼지 못하는 경우가 대부분이기 때문에 발견이 늦으며 알았을 때에는 이미 기운이 떨어져 의식이 몽롱해진 상태인 경우가 많다.

동작이 평소보다 둔하고 말수가 적거나 평소에 비해 뭔가 이상하다고 생각되면 탈수를 의심해보자. 피부를 눌러봐서 회복이 늦는 경우는 중증이다.

탈수는 그냥 방치하면 이상한 언동을 하는 섬망 상태를 일으키는 경우가 있다. 겉보기에 인지장애와 증상이 유사하기 때문에 주위 사람들을 놀라게 한다. 또한 혈액이 진해져 뇌경색이나 심근경색의 발단이 되므로 주의해야 한다.

탈수증상이 있는 경우는 전해질이 함유된 스포츠 드링크 등을 섭취한다. 고령자의 경우 하루에 1,000~1,500ml는 수분을 섭취해야 하지만 평소에 차나 물뿐만 아니라 퓨린, 젤리, 요구르트 등으로 수분을 섭취하도록 신경 쓴다.

탈수가 의심되는 증상 체크리스트

① 우선 다음의 사항을 체크한다.

- ☐ 입술이 말라있지 않은가?
- ☐ 피부가 거칠지 않은가?
- ☐ 멍하게 있지는 않는가?
- ☐ 기운은 있는가?
- ☐ 나른해 하지는 않는가?
- ☐ 소변량이 줄지는 않았는가?

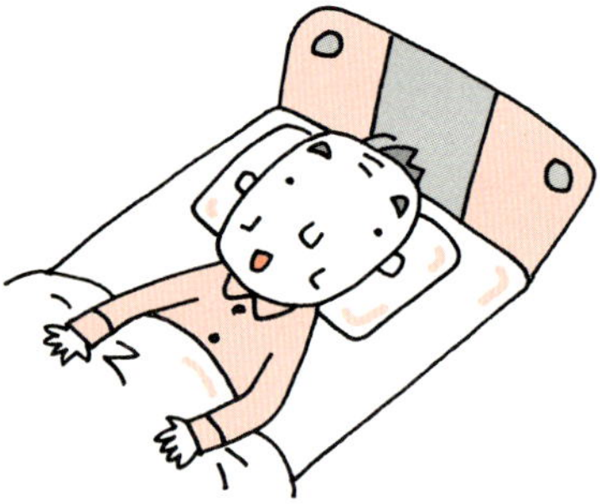

② 탈수가 진행되면

- ☐ 몸이 축 늘어져 있지 않은가?
- ☐ 인지장애와 유사한 증상이 나타나지 않았는가(평소와 달리 엉뚱한 소리를 하거나 섬망 같은 증상이 나타난다)?

걱정스러운 고령자의 식사 고민상담 Q&A

Oral Cavity Care

한 사람 한 사람의 개인에게 맞춘 식사 지원을 합니다.

Q 맛이 강한 것만 좋아해서 건강이 걱정됩니다.

A 다른 맛을 강조하여 당분이나 염분은 피하는 것이 좋습니다.
맛을 느끼는 미뢰 중에는 단맛과 짠맛을 느끼는 미뢰부터 감소합니다. 때문에 고령자는 강한 단맛이나 진한 짠맛을 좋아하게 됩니다.
하지만 그대로 두면 건강에 좋지 않습니다. 맛이나 향 등 다른 맛을 강조하여 당분과 염분은 되도록 피합니다. 소스를 사용하면 원재료의 맛이 약해지더라도 첫 술에 입 안에서 맛이 퍼지기 때문에 이후의 식사가 수월해질 수 있습니다.

Q 젤리식은 안전하게 삼킬 수 있다고 들었는데, 잘 먹으려고 하지를 않습니다.

A 맛을 다르게 해주면 잘 먹는 경우도 있습니다. 음식은 젤리 상태든 페이스트

상태든 성상뿐만 아니라 맛도 크게 관련이 있습니다. 같은 젤리 상태의 음식이라도 된장국물 같은 것은 싫어하지만 녹차같은 것을 좋아하는 사람도 있고, 녹차는 싫어해도 과즙은 좋아하는 경우가 있습니다. 몇 가지 맛을 시도해 봐서 잘 받아들이는 것으로 수분 보급을 합니다.

Q 입으로 먹는 양이 적어 영양이 부족할까봐 걱정됩니다.

A 고령자의 1일 필요 열량은 활동이 적은 70대 남성의 경우 1,600kcal, 여성의 경우 1,300kcal입니다. 자리에 누워 지내는 사람이라도 하루에 1,200kcal를 필요로 합니다. 이러한 열량을 연하 기능이 떨어지는 사람이 입을 통해 먹는다는 것은 한계가 있습니다.

소량이라도 영양가 높은 아이스크림이나 계란찜, 고열량 영양제를 젤리로 만들어서 먹이는 방법을 고려해보기 바랍니다.

몸이 마르거나 쇠약해지는 경우는 주치의와 상담해 보세요. 장관내 영양을 하여 안전하게 영양을 섭취할 수 있습니다.

단, 고령자 본인의 의견을 우선으로 해야 합니다. 가능하면 건강할 때 장관내 영양에 대한 의견을 들어두는 것이 좋습니다.

Q 인지장애 증상이 있어서 식욕 억제가 안 되고 가족들 음식까지 먹어버립니다.

A 1인분에 해당하는 식사를 작은 접시에 담아서 주도록 해보세요. 인지장애 환자의 경우는 포만감을 느끼는 뇌 부분이 마비되어 먹어도 먹어도 부족하다고 느끼는 사람이 있습니다. 가족들과 함께 작은 접시에 음식을 각각 나누

어서 자신의 분량을 의식시키는 것이 중요합니다.

다 먹고 나서도 아직 먹지 않았다고 말하는 경우는 눈앞에 있는 빈 식기를 보여주며 설명하거나 산책을 데리고 나가는 등 식사 외의 것으로 관심을 돌립니다.

그래도 먹고 싶어 하는 경우는 하루의 식사량을 적게 하여 1일 4~5회 먹도록 합니다.

COLUMN

방문영양식사지도란?

일본의 경우

고령자의 영양 상태가 걱정될 경우는 관리영양사가 자택을 방문하여 개인에게 맞는 영양식사지도를 하는 서비스가 있습니다.

관리영양사는 의사의 지도하에 실제로 조리를 하고 어떻게 하면 안심하고 입으로 먹을 수 있게 하는지 등을 지도합니다. 또한 입으로 먹는 훈련도 할 수 있습니다.

비용은 개호보험의 거택요양관리지도나 의료보험이 적용됩니다.

방문영양식사지도를 이용하고자 하는 사람은 관리매니저와 상담해보십시오.

참고로 개호보험의 거택요양관리지도 대상이 되는 것은 신장식, 간장식, 당뇨식, 위궤양식, 빈혈식, 췌장식, 고지혈증식, 통풍식, 연하곤란 환자를 위한 유동식, 장관내 영양을 위한 농후유동식, 검사식 등입니다. 월 2회를 한도로 이용할 수 있습니다.